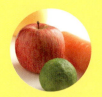

食べ合わせ
健康スムージー&ジュース
100

朝日新聞出版

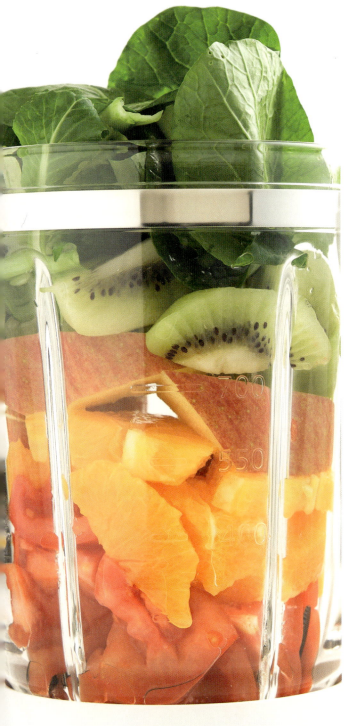

はじめに

野菜や果物には食物繊維やビタミン群、カリウムなどの栄養素、人間の生命維持に欠かせない酵素、さらには第7の栄養素といわれるフィトケミカル (phytochemical) が含まれています。これらは単体で摂るよりも「食べ合わせる」ことで相乗効果が得られ、栄養素がさらにアップします。

　本書では、「おすすめ野菜・果物10」、「体と心に効く 症状別」、「季節の症状別」の3つの章に分けて、スムージー＆ジュースを紹介しています。
「病気や体の不調を克服したい」、「元気な体を取り戻したい」という健康意識の高い人はもちろんのこと、「いつまでも若さを保ちたい」、「美肌を維持したい」など美容意識の高い人にもおすすめです。

　ふだん不足しがちな栄養を手軽に摂れるのも、素材を組み合わせる「食べ合わせスムージー＆ジュース」の魅力です。ご自分の症状や体調に合った1杯を見つけて体の中から健康できれいになりましょう。

白鳥早奈英

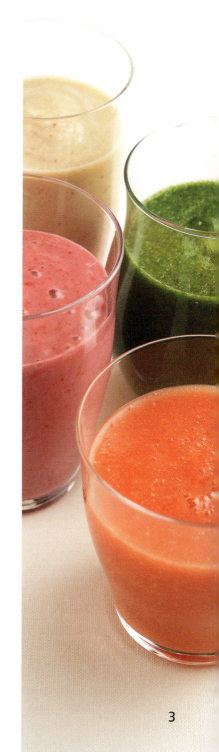

Contents

9 **Part1** 食べ合わせスムージー＆ジュース健康法

10 食べものには、体に「いい食べ合わせ」と「悪い食べ合わせ」がある!?
12 「いい食べ合わせ」のスムージー＆ジュースを毎日飲みたい！
14 野菜・果物に含まれる栄養素は、体にいいことがいっぱい！
16 第7の栄養素「フィトケミカル」のすごいパワー
18 スムージー＆ジュースにおすすめの野菜と果物
22 スムージーの基本的な作り方
24 ジュースの基本的な作り方
26 本書で使用している野菜・果物のg数 (目安)

27 **Part2**
おすすめ
野菜・果物10
スムージー＆
ジュース

28 **トマト**
　トマト＋すいか＋塩
　トマト＋セロリ＋グレープフルーツ

30 **ほうれん草**
　ほうれん草＋かぼちゃ＋いよかん
　ほうれん草＋ラズベリー

32 **小松菜**
　小松菜＋メロン
　小松菜＋アボカド＋いちご

34 **キャベツ**
　キャベツ＋ぶどう＋しょうが
　キャベツ＋かぶ＋パイナップル

36 **ブロッコリー**
　ブロッコリー＋メロン
　ブロッコリー＋黄パプリカ＋みかん

38 **にんじん**
　にんじん＋マンゴー＋ぶどう
　にんじん＋いちご＋パセリ＋オリーブ油

40 **りんご**
　りんご＋チンゲン菜＋きゅうり
　りんご＋カリフラワー＋りんご酢＋はちみつ

42 **バナナ**
　バナナ＋ミニトマト＋牛乳
　バナナ＋チンゲン菜

44 **キウイフルーツ**
　キウイフルーツ＋いちご＋ズッキーニ
　キウイフルーツ＋アボカド＋かぶ

46 **オレンジ**
　オレンジ＋ブルーベリー＋きゅうり
　オレンジ＋春菊＋芽キャベツ

49 Part3 体と心に効く 症状別スムージー＆ジュース

50 アンチエイジング
ブロッコリー＋ドライアプリコット＋豆乳＋ココナッツオイル
アボカド＋トマト＋キウイフルーツ

52 胃腸の調子を整える
キャベツ＋パイナップル＋アボカド
大根＋ブロッコリー＋いちご

> コラム①
> **48 体が喜ぶ
> スーパーフード**
> アサイー＆
> ピタヤ

54 肩こり
ぶどう＋みかん＋グリーンピース
かぼちゃ＋アーモンド＋大根の葉

56 加齢臭
青じそ＋緑茶＋アボカド＋ココナッツオイル＋メープルシロップ
カリフラワー＋オレンジ＋ヨーグルト

58 がん予防
トマト＋モロヘイヤ＋オレンジ
白菜＋しょうが＋緑茶＋はちみつ

60 高血圧
三つ葉＋りんご＋きな粉
きゅうり＋メロン＋グレープフルーツ

62 高血糖
ミニトマト＋りんご＋いちご
レタス＋グレープフルーツ＋豆乳

64 口内炎
ほうれん草＋アボカド＋いちご
赤パプリカ＋ミニトマト＋夏みかん＋バナナ

66 更年期障害
モロヘイヤ＋ザクロ＋ヨーグルト
小松菜＋ココア＋黒ごま＋豆乳

68 骨粗しょう症
モロヘイヤ＋干し柿＋牛乳
枝豆＋キウイフルーツ＋豆乳

70 コレステロール・中性脂肪
黄パプリカ＋ごぼう＋りんご＋オリーブ油
きゅうり＋パセリ＋りんご＋はちみつ

72 ストレス解消
菜の花＋グレープフルーツ＋ゆず
セロリ＋いちご＋牛乳

74 生理痛
水菜＋バナナ＋ドライいちじく
ほうれん草＋ヨーグルト＋ピーナッツバター

76 疲れ目
ブルーベリー＋オレンジ＋小松菜
にんじん＋赤パプリカ＋はちみつ

78 動脈硬化
ごぼう＋りんご＋ヨーグルト＋オリーブ油
小松菜＋パイナップル＋アボカド

80 認知症
かぼちゃ＋黒ごま＋コーヒー＋コンデンスミルク＋ココナッツオイル
セロリ＋ブルーベリー＋牛乳

82 冷え性
かぼちゃ＋玉ねぎ＋柿＋黒酢
アボカド＋にんじん＋アーモンド＋豆乳

84 美肌作り
にんじん＋バナナ＋牛乳
チンゲン菜＋アボカド＋ラズベリー＋はちみつ

86 疲労回復
グレープフルーツ＋赤パプリカ＋りんご酢＋はちみつ
長いも＋バナナ＋みかん＋豆乳

88 貧血
ほうれん草＋柿＋オレンジ
パセリ＋いちご＋キウイフルーツ

90 不眠症
りんご＋バナナ＋牛乳
さつまいも＋レーズン＋アーモンド＋ゆず

92 便秘
りんご＋甘栗＋レタス＋ヨーグルト
かぼちゃ＋バナナ＋豆乳

94 ほてり・のぼせ
小松菜＋ラズベリー＋キウイフルーツ＋はちみつ
春菊＋キウイフルーツ＋黒豆

96 むくみ
セロリ＋赤パプリカ＋すいか
さつまいも＋オレンジ＋アーモンド

98 免疫力アップ
ブロッコリー＋りんご＋ぶどう
水菜＋にんじん＋マンゴー

コラム②
**100 体が喜ぶ
スーパーフード**
キヌア＆チアシード

Part4 季節の症状別 スムージー＆ジュース

春

102 花粉症

キウイフルーツ＋いちご＋ヨーグルト＋えごま油
黄パプリカ＋バナナ＋ぶどう＋緑茶

104 五月病

黄パプリカ＋かぶ＋キウイフルーツ
さつまいも＋みかん＋牛乳

106 二日酔い

大根＋パイナップル＋うこん
かぼちゃ＋オレンジ＋白ごま＋クコの実

夏

108 夏バテ

トマト＋すいか＋マンゴー
枝豆＋ゴーヤ＋りんご＋はちみつ

110 食欲不振

バナナ＋ラズベリー＋豆乳
かぶ＋キャベツ＋パイナップル＋りんご酢

112 冷房病

小松菜＋アボカド＋プルーン
赤パプリカ＋ラズベリー＋ドライアプリコット

秋

114 ぜんそく

キャベツ＋なし＋みかん
れんこん＋りんご＋黒豆＋亜麻仁油

116 自律神経を整える

にんじん＋ほうれん草＋柿
水菜＋ミニトマト＋グレープフルーツ＋くるみ

118 紫外線で弱った肌に

ブロッコリー＋クレソン＋柿
キャベツ＋オレンジ＋キウイフルーツ

冬

120 風邪

長ねぎ＋かぶ＋みかん
小松菜＋しょうが＋パッションフルーツ＋はちみつ

122 乾燥肌

ほうれん草＋キウイフルーツ＋いちご
にんじん＋パパイア＋アーモンド＋綿実油

124 頻尿・利尿

かぼちゃ＋トマト＋オレンジ
きゅうり＋トマト＋メロン

126 素材別索引

本書の見方

おすすめ野菜・果物
スムージーやジュースに向く野菜・果物を10種挙げました。栄養素、栄養価、味、飲みやすさなどを基準に選んでいます。

見分け方

主な栄養素（100g中の含有量）

1杯分のカロリー

データ

成人1日の必要量に対する栄養評価（1杯あたり）
スムージー1杯あたりの主な栄養素を、成人1日の必要量（30〜49歳女性・日本人の食事摂取基準2015年版）に対して5つ星で評価。

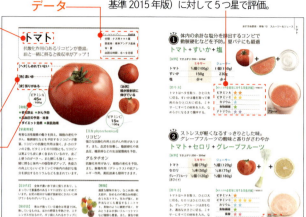

主な栄養素など
それぞれの症状に効果的な栄養素。スムージー＆ジュースレシピはこれらの栄養素を多く含む野菜・果物などで考案しています。

症状

Memo 効果が期待できる野菜・果物の栄養・効能

F 効果が期待できる野菜・果物のフィトケミカル

ジューサーにかけるには水分量が少ない材料の場合、ミキサーのみのレシピを掲載しています。写真はミキサーの分量です。

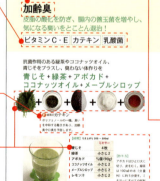
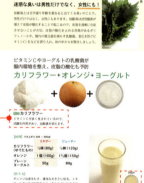

ジュースのでき上がり写真

レシピについて
- 基本的に材料の分量は、スムージー、ジュースのでき上がりが各200〜300mlになるように表記しています。
- カロリーはスムージーの1杯分で表記しています。
- 計量の単位は大さじ1は15ml、小さじ1は5mlです。
- 電子レンジの加熱時間は600Wで作る場合の目安です。500Wの場合は約1.2倍に加熱してください。機種によって異なることもありますので、ご注意ください。

食べ合わせ
スムージー＆ジュース
健康法

野菜や果物は体にいいとわかっていても
毎日一定の量を食べるのは、なかなか難しいものです。
その点、スムージーやジュースなら、
材料を切ってミキサーやジューサーにかけるだけ。
簡単で体にいいスムージーとジュースについて解説します。

食べものには、体に「**いい食べ合わせ**」と「**悪い食べ合わせ**」がある！?

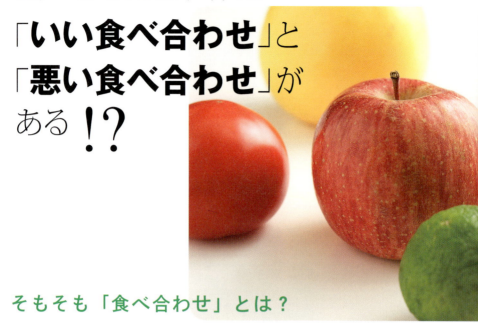

そもそも「食べ合わせ」とは？

「食べ合わせ」とは2つ以上の食材を組み合わせることです。ほかの食材と組み合わせることで、それぞれの食材が元々もっているさまざまな栄養成分が最大限に生かされ、効果が倍増したり、強化されます。一方、組み合わせを間違えると効果が半減することもあるので注意が必要です。

食べ合わせは3つに大別できる

「食べ合わせ」は3つのタイプに分けられます。

　まず1つ目は「相乗効果」。これはお互いの食材の効能効果が倍以上に生かされる食べ合わせです。たとえば、レモン＋アーモンドはレモンのビタミンCで美肌効果が得られ、アーモンドのビタミンEで若返り効果が期待できます。体の中からも外からもきれいになり、美容効果がアップします。ほかにもピーマン＋植物油はピーマンのβ-カロテンが植物油の働きにより、吸収率が約5倍にもなるといわ

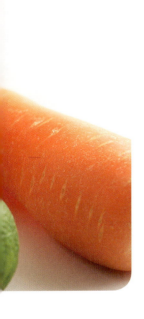

れています。

2つ目は「相加効果」。相乗効果ほどではありませんが、似たような栄養成分をもつ2つ以上の食材の組み合わせにより、その効能がプラスされるものです。

いちご＋牛乳の組み合わせは、いちごに含まれるビタミンCに牛乳のたんぱく質、カルシウム、ビタミンB_2がプラスされ、健康と美容効果が高まります。ほかにもかぼちゃ＋オクラは、かぼちゃのビタミンEとオクラのビタミンCはどちらも抗酸化作用があり、ストレスの軽減や生活習慣病、がんの予防に効果的です。

3つ目は「相殺効果」。それぞれの食材の栄養効果がすぐれていても一緒に食べることで、どちらか一方、もしくはお互いの効能を失わせてしまう残念な組み合わせです。たとえば、ひじき＋大豆は一見よさそうですが、ひじきに含まれるカルシウムの吸収を大豆のフィチン酸が妨げてしまいます。カルシウム不足は骨粗しょう症やイライラの原因になるので気をつけたいものです。

よく食べている食材同士にも相殺効果が

相殺効果がある組み合わせは基本的に避けたほうがいいのですが、たとえばトマト＋きゅうりの組み合わせ。きゅうりに含まれるアスコルビナーゼという酵素がトマトのビタミンCを破壊してしまいます。このような場合、酢やレモンなどの柑橘類を搾ってかけることで、酵素の作用が抑えられます。にんじんにもアスコルビナーゼが含まれていますので、同様の方法で酵素の作用を抑えましょう。

しかし、相殺効果は悪いことばかりではありません。たとえばご飯＋たけのこは、たけのこの食物繊維がご飯の糖質の吸収を妨ぐことでダイエットにつながります。状況に応じて食べ合わせを使い分けることも覚えておきましょう。

「いい食べ合わせ」の スムージー＆ジュースを毎日飲みたい！

野菜や果物、お互いの栄養素を最大限に利用

ミキサーやジューサーがあれば、誰でも簡単にスムージーやジュースが作れます。野菜や果物をひと口大に切ってミキサーやジューサーにかけるだけなので、料理が苦手でも大丈夫。

野菜や果物はそれ単体でも高い栄養価がありますが、それぞれの栄養素や特徴を知り、ベストな組み合わせをすることで、栄養価の向上やふだん不足しがちな栄養素も補え合えます。それにより免疫力がアップし、病気の予防やダイエットなどにつながる相乗・相加効果が生まれます。

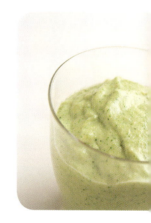

相乗・相加効果でいっそうパワーアップ

たとえば、高血糖が気になるという人にはバナナとみかんの組み合わせの相乗・相加効果で血糖値の改善が期待できます。バナナにはカリウムが多く、アメリカでは血糖値の高い人はバナナを常食しています。みかんは、みかんに含まれるβ-クリプトキサンチンに糖尿病の改善効果があることがわかり、日本肥満学会でも発表されました※1。

ブロッコリーとオリーブ油はブロッコリーに含まれる栄養素がコレステロール値を下げる働きがあります。オリーブ油に含まれるオレイン酸も同様の働きがあり、ダブルの相乗効果が期待できるのです。

みかんやグレープフルーツなどの柑橘類や梅にはクエン酸が含まれ、エネルギーの代謝を上げて脂肪を燃焼させる働きがあります。特に梅はうまみ成分のグルタミン酸が多いトマトと組み合わせるとダイエット効果がいっそう増します。

※1:「β-クリプトキサンチンは、肥満・糖尿病モデルマウスにおいて糖・脂質代謝を改善する」アークレイ株式会社、京都大学大学院農学研究科 食品生物科学専攻 食品分子機能学分野、(独) 農業・食品産業技術総合研究機構 果樹研究所の共同研究成果

ほかにも風邪やがん予防、血液サラサラ効果、美肌作り、アンチエイジングなどさまざまな病気予防や改善効果などが期待できます。

加熱しないから生きた酵素がしっかり摂れる

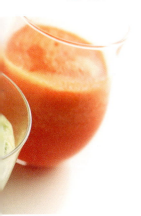

前述したようにスムージーやジュースは誰でも簡単、手軽に作れて相乗・相加効果もある すぐれたドリンク です。しかも野菜や果物を使うので肉や魚の食べ合わせのように加熱する必要がほとんどありません。そのため、生きた酵素 がしっかり摂取できます。

酵素は人間が生きていくうえで絶対になくてはならない物質。食べものの消化や、栄養素をエネルギーに変えるといった生命活動に関わる重要な栄養素です。

体内の酵素が不足すると疲れやすくなったり、病気にかかりやすくなったりします。酵素は熱に弱いのが欠点ですが、スムージーやジュースでは、加熱せず、生で使うことがほとんどなので 酵素を生きた状態で摂る ことができます。

酵素のほかにも、食物繊維やビタミン群、ミネラル など、不足しがちなさまざまな栄養素が摂取できるのも魅力のひとつでしょう。

このように、野菜や果物を栄養的に組み合わせて、しかもおいしく、簡単に作って飲むのは、食べ合わせ、酵素の面からも、ベストな食材の摂り方 といえるでしょう。

食べ合わせの効力を最大限に活かせる、スムージー＆ジュース。気になる症状がある場合は、効果が期待できる１杯を飲むことで、症状が少しずつ改善していくでしょう。もし、具体的な症状が出ていなくても、病気を防ぐ"未病"のための１杯を始めてみるのもいいでしょう。

スムージー＆ジュースは、今日からでもすぐに始められる、簡単でおいしい健康法 です。

野菜・果物に含まれる栄養素は、体にいいことがいっぱい！

ビタミンA
皮膚や粘膜を保護して健康を維持します
強い抗酸化力があるのも特徴

β-カロテンやレチノールなど体内でビタミンAに変化し、働く物質の総称です。β-カロテンは植物性の食材に含まれ、レチノールは動物性食材に含まれます。皮膚や粘膜にはウイルスなどの侵入を防ぐ機能がありますが、ビタミンAは皮膚や粘膜の健康を維持します。

にんじん、かぼちゃ、メロン、マンゴー

ビタミンC
体の老化を防ぎ、生活習慣病を予防
弱った肌に元気を与えます

体を構成するたんぱく質（コラーゲン）を生成します。体内に吸収されやすい一方、摂取しすぎて余った分は尿などと排出されてしまうため、毎食摂取するようにしましょう。不足すると疲れやすくなったり、感染症にかかるリスクも高まります。

赤パプリカ、ブロッコリー、キウイフルーツ、レモン

ビタミンK
油脂に溶ける脂溶性のビタミン
骨を丈夫にする働きや止血効果も

ビタミンKは植物に含まれるビタミンK_1と腸内細菌で作られるビタミンK_2があります。骨を作るときに必要なたんぱく質を活性化する働きや骨の形成を促進。骨粗しょう症の治療にも使われています。ほかにも出血を止める酵素の生成にも不可欠です。

モロヘイヤ、ほうれん草、ごま、カシューナッツ

葉酸
赤血球を作る造血のビタミン
たんぱく質の合成や細胞の増殖の働きも

葉酸はその名の通り、野菜に多く含まれている水溶性のビタミンB群の一種です。赤血球を作ることから「造血のビタミン」ともいわれています。ほかにもたんぱく質の合成や新しい細胞を作るときにも欠かせません。不足すると肌荒れや皮膚炎などの原因になります。

菜の花、モロヘイヤ、いちご、アボカド

食物繊維
生活習慣病の予防や美肌作りなど
さまざまな健康効果が期待できます

食物繊維は人間の消化酵素では消化できない成分の総称です。水溶性と不溶性の2つに分類されます。水溶性は水に溶け、粘度が高く、腸内をゆっくり進み、血糖値の急激な上昇を抑制。一方、不溶性は腸内で水分を吸収して便のカサを増やします。

ごぼう、モロヘイヤ、アボカド、ラズベリー

ビタミンB群
エネルギーの代謝に不可欠なビタミン
肌荒れや貧血予防にも役立ちます

ビタミンB_1は糖質がエネルギーに変わるときに必要です。ビタミンB_2もエネルギーの代謝には欠かせません。ビタミンB_6はたんぱく質を合成します。いずれも不足すると肌荒れや粘膜などのトラブルを引き起こしやすくなります。

芽キャベツ、モロヘイヤ、アーモンド、バナナ

野菜や果物には、私たちの体の生命維持に欠かせないものや
病気の予防、美容のためになるものまで、さまざまな栄養素が含まれています。
栄養素とその働きについて知っておくと、自分の症状に合わせて、
スムージー、ジュースを作ることも可能です。

ビタミンE
細胞の老化を予防し、美肌効果や冷えの改善にもつながります

ビタミンEは筋肉や腎臓、副腎、脂肪組織など体のさまざまな組織に分布しています。抗酸化作用が強く、「若返りのビタミン」ともいわれ、細胞の老化を予防。ほかにも末梢神経を広げ、血行を促進して血行不良によって起こる冷えや肩こりなどを改善します。

 かぼちゃ、ほうれん草、さつまいも、アーモンド

鉄分
全身の細胞や組織に酸素を運び、貧血を予防・改善します

鉄分はもともと吸収されにくいうえ、体内に貯蔵されている鉄分が新たに摂取した鉄分の吸収をコントロールし、必要以上に吸収されません。そのため、不足になることはあっても過剰になることはないのです。ダイエット中の人や閉経前の女性は特に摂取が大事です。

 ほうれん草、パセリ、大豆、ドライフルーツ

カルシウム
丈夫な骨や歯の形成には欠かせません 筋肉や神経の働きもサポート

カルシウムは体内への吸収率が悪いうえに、日本人は慢性的にカルシウム不足だといわれています。カルシウムは丈夫な骨や歯を作り、維持するためには欠かせません。また、筋肉の収縮や神経に働きかけます。不足すると骨折しやすくなったり、骨粗しょう症の危険も。

 小松菜、パセリ、キウイフルーツ、オレンジ

カリウム
体内の余計な塩分を排出し、高血圧やむくみを予防・改善します

カリウムはナトリウムとともに細胞の浸透圧を一定に保つ働きがあります。ナトリウムは腎臓で再吸収されますが、カリウムはその働きを抑制してナトリウムの排出を促進。これによって血圧が上がるのを防ぎます。また、むくみの改善にもつながります。

 さつまいも、枝豆、すいか、メロン

そのほかの栄養素

ビタミンU
胃壁の粘膜を保護

ビタミンUはキャベツから発見されたビタミン様作用物質で「キャベジン」といわれています。胃壁の粘膜を保護し、胃腸を守ります。

ビタミンD
丈夫な骨と歯を作ります

カルシウムとリンの吸収を助けて血液中のカルシウムの濃度をアップさせます。丈夫な骨や歯を作るのに大切な栄養素です。

マグネシウム
多くの酵素の働きを助けます

マグネシウムは体内にある酵素の働きを助けています。体内のマグネシウムとカルシウムのバランスがとれると骨や歯が強くなります。

亜鉛
細胞の生成に不可欠

亜鉛は200種類以上の酵素に含まれる必須元素。たんぱく質の合成や新しい細胞を作るのに重要な役割を果たしています。

第7の栄養素「フィトケミカル」のすごいパワー

フィトケミカルとはどういうもの？

　野菜や果物に含まれる栄養素とは別に、今注目を浴びているのが、"第7の栄養素"といわれる「フィトケミカル」。フィトケミカルとは野菜や果物に含まれる機能性成分のこと。その正体は色素や香り、アクなどの化学物質です。抗酸化作用や免疫力のアップ、殺菌作用などその働きは多岐にわたりますが、単体で摂取するよりも、さまざまな成分と組み合わせると効果がより高まります。

　フィトケミカルは種類が多く、その数は1万種類以上ともいわれ、その性質上から大きく次の5つに分けられます。

フィトケミカルの分類と種類

ポリフェノール（アントシアニン、ヘスペリジン、カテキンなど）
ほとんどの植物に含まれていて種類も豊富です。強力な抗酸化作用があります。赤ワインに含まれていることはよく知られていますが、ぶどうやカカオなどにも多く含まれています。

代表的な野菜・果物
玉ねぎ
しょうが
ぶどう
プルーン

カロテノイド（β-カロテン、リコピン、ルチンなど）
赤や黄色の色素成分で、紫外線による活性酸素から体を守ってくれます。ほかにも抗酸化作用があり、皮膚や粘膜などを保護し、ウイルスや細菌の侵入を予防します。

代表的な野菜・果物
にんじん
かぼちゃ
みかん
柿

イオウ化合物（アリシン、イソチオシアネートなど）
イオウを含む化合物の総称です。強い刺激臭があり、血液サラサラ効果や、解毒酵素を活性化させてがんを予防します。強力な殺菌作用があるのも特徴です。

代表的な野菜・果物
にんにく
玉ねぎ
長ねぎ
にら

糖質関連物質（ペクチン、サポニンなど）
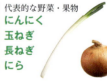
きのこ類や海藻などに含まれ、免疫力の向上や抗がん作用、悪玉コレステロール値を下げるなど、生活習慣病の予防やアレルギーの改善にも効果が期待できます。

代表的な野菜・果物
キャベツ
大根
りんご
みかん

香気成分（リモネン、ジンゲロールなど）
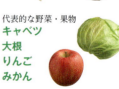
柑橘系に多く含まれる香りや苦みの成分です。新陳代謝を活発にする働きや血行促進、抗がん作用、ストレスを解消し、心身をリラックスさせる効果などがあるといわれています。

代表的な野菜・果物
しそ
ハーブ類
レモン
グレープフルーツ

フィトケミカルの働きにはどんなものがあるの？

　フィトケミカルは5大栄養素（たんぱく質、炭水化物、脂質、ビタミン、ミネラル）、6大栄養素（＋食物繊維）に次ぐ、第7の栄養素です。5大栄養素などとは違い、摂取量が足りなくてもすぐに病気などになるわけではありませんが、私たちが健康を保つために大切な役割を果たしています。

　たとえばポリフェノールは強力な抗酸化作用があり、がんや動脈硬化を予防するほか、細胞の老化を防ぐアンチエイジング効果があるといわれています。またカロテノイドにも強力な抗酸化作用があり、活性酸素を除去する力があります。イオウ化合物、糖質関連物質、香気成分といった種類に分けられ、さまざまな働きをしているのです。

　ひとつひとつのフィトケミカルに含まれている成分は微量ですが、複数の野菜や果物を摂ることで効果の向上も期待できます。

フィトケミカルの主な働き

1 抗酸化作用
ストレスや紫外線などにより発生する活性酸素が原因で人間の体は酸化していき、酸化が進むと病気や老化の原因になります。抗酸化作用は活性酸素から体を守り、病気や老化を予防します。

2 免疫力アップ
免疫は自らの健康を守るシステムで免疫細胞が免疫力アップの役割を担っています。免疫力を高めることでウイルスや細菌の侵入を防ぎ、風邪やがん、アレルギー性疾患などを予防します。

3 がん予防
強力な抗酸化作用でがんの原因になる活性酸素を無毒化、がん細胞が増えるのを抑えます。また、がん細胞を死滅させる働きも期待できるほか、抗酸化力で遺伝子を守ってがんを予防します。

4 アンチエイジング
老化は活性酸素が原因で体が酸化してしまうことですが、フィトケミカルは抗酸化作用同様、細胞の老化を防ぎ、血管や脳、骨など体のさまざまな機能の若さを保ちます。

5 デトックス効果
知らないうちに体内に蓄積された有害物質や毒素を排出させます。毒素がたまると疲れやすい、いつも体がダルいなど体に不調をきたします。フィトケミカルで解毒を心がけましょう。

6 血液サラサラ
血中の悪玉コレステロールなどにより、血栓ができ、血管が硬くなると心筋梗塞や脳梗塞のリスクが高まります。血流をよくし、これらの病気を予防する効果もあります。

スムージー&ジュースに
おすすめの野菜と果物

スムージーやジュースに合う野菜や果物は？

　スムージーやジュースは、ミキサー、ジューサーで作るので、野菜や果物によって、向き不向きがあります。ミキサーは攪拌(かくはん)するので使える野菜・果物は多く、ジューサーはろ過するので、水分量の多いものが適しています。

　ここでは本書で使用したおすすめの野菜、果物、その他の食品を紹介します。

　初心者の人は小松菜やチンゲン菜などアクの少ない野菜をメインに、好みの野菜や果物を組み合わせるといいでしょう。また、牛乳や豆乳、はちみつ、オリーブ油などをプラスするとコクが出て、香りもよくなり、栄養価もアップします。

　ミキサーで作る場合は、野菜も果物もなるべく皮ごと使うと、栄養も丸ごと摂取できます。ただし、その場合はよく水洗いして使うようにしましょう。

1 野菜

小松菜や水菜、白菜などのアクの少ない葉野菜からさつまいもやかぼちゃなどでんぷん質の多いもの、ほうれん草や青じそ、パセリなどの少しアクの強いものなど自分の体調に合った野菜を選びましょう。

青じそ　かぶ

かぼちゃ　カリフラワー　キャベツ　きゅうり　クレソン　ごぼう

小松菜　ゴーヤ　さつまいも　春菊　しょうが　ズッキーニ

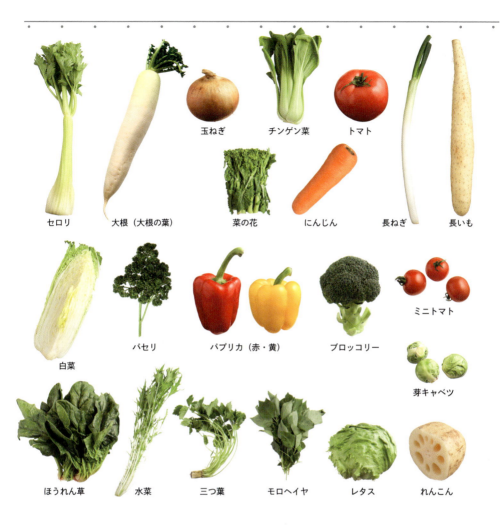

2 豆類・豆製品・種実類

くるみやアーモンド、きな粉、ごま、豆乳などを使うと栄養価のアップはもちろんのことコクが出て、さらにおいしくなります。また、とろみが加わり、腹もちがよくなって満腹感も出ます。

枝豆

グリーンピース

豆乳

ごま（白・黒）

黒豆

きな粉

くるみ

アーモンド

3 果物

果物を加えることで甘みが加わり、野菜だけよりも飲みやすくなります。また、野菜にはない栄養素もプラスされ、効果もさらにアップします。スムージーを作る場合はできるだけ皮ごと使いましょう。

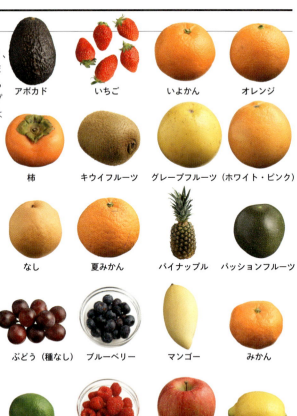

アボカド　いちご　いよかん　オレンジ

柿　キウイフルーツ　グレープフルーツ（ホワイト・ピンク）

   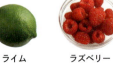

ザクロ　すいか　なし　夏みかん　パイナップル　パッションフルーツ

バナナ　パパイア　ぶどう（種なし）　ブルーベリー　マンゴー　みかん

メロン　ゆず　ライム　ラズベリー　りんご　レモン

4 ドライフルーツ

生の果物にはない栄養素や栄養価がギュッと凝縮されています。プラスするとまた違った味わいに。保存がきくのもいいところ。ミキサーにかけるときは、攪拌しやすいように切ってから使いましょう。

甘栗

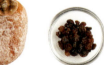

クコの実　ドライアプリコット　ドライいちじく　プルーン　干し柿　レーズン

5 乳製品

牛乳やヨーグルト、コンデンスミルクなどの乳製品を使うと、ふだん不足しがちなカルシウムが摂取できます。果物との相性もよく、クリーミィーな味わいに。朝食のスムージーにもおすすめです。

牛乳

コンデンスミルク

ヨーグルト

6 油

油というと悪者扱いされがちですが、ココナッツオイルや亜麻仁油、えごま油などは「オメガ3」と呼ばれる脂肪酸で、血管内の炎症を抑えます。また、認知症予防にもいいといわれています。

亜麻仁油

えごま油

オリーブ油

ココナッツオイル

綿実油（めんじつゆ）

7 調味料

風味づけのほかにもさまざまな働きがあります。たとえば、緑茶にはアンチエイジング効果など、りんご酢は疲労回復や高血圧予防など。酢にはビタミンCを壊す酵素の働きを抑制する役割もあります。

うこん

ココア

コーヒー

塩

はちみつ

ピーナッツバター

メープルシロップ

緑茶

黒酢

りんご酢

8 スーパーフード

アサイーやキヌア、チアシード、ピタヤなどのスーパーフードはアンチエイジング効果や強力な抗酸化作用、ダイエット効果があり、注目の食材です。少し加えるだけで栄養価もグンとアップします。

アサイー

キヌア

チアシード

ピタヤ

ミキサーで作ります！

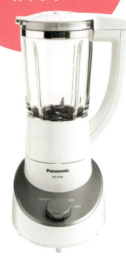

スムージーの基本的な作り方

ミキサーで作るスムージーは、野菜や果物の食物繊維がまるごと摂取できるので健康や美容を意識している人には特におすすめです。トロッとした口当たりでボリューム感があり、満足感が高く、腹もちがいいのも特徴。栄養価の高い野菜や果物でヘルシーに作りましょう。

ほうれん草+りんご+オレンジの場合

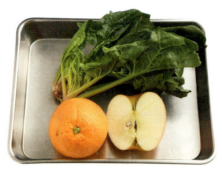

【材料】でき上がり200〜300mℓ
ほうれん草…1/5束（40g）
りんご…1/2個（120g）
オレンジ…1個（90g）

1 洗う

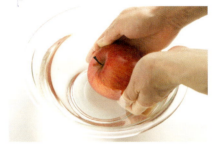

りんごなど皮つきで使う場合は水でしっかりと洗います。

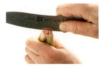 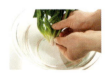

ほうれん草などの葉ものは包丁で根元に十文字の切り込みを入れ、根元の部分をかきわけるようにしながら洗うといいでしょう。

2 計量する

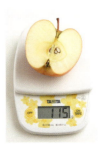

使う食材はしっかり量ります。

3 切る

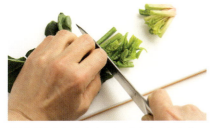

材料は適当な大きさに切ります。ほうれん草の根元は使い、りんごの芯は取り除きます。

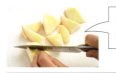

重めのものは、ミキサーが回りやすいよう乱切りに。

柑橘類は皮をむいて使いますが、白いスジは取らなくてOK。

4 材料を入れる

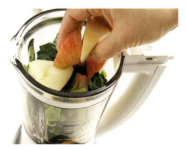

オレンジ、ほうれん草、りんごの順に入れます。

水分の多い材料から入れ、葉物は上に重いものをのせます。

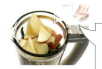

水分を入れるレシピの場合、はね返らないよう、最後に注ぎ入れます。

5 ミキサーをかける

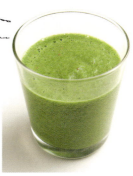

ふたをしてスイッチを押してなめらかになるまで攪拌します。

でき上がり！

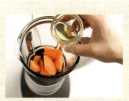

Juice

同じ材料を使ってジューサーで作ったもの。サラッとして飲みやすくなります。

注意！

材料ににんじん、きゅうりを使うときの注意点

にんじん、きゅうりに含まれるアスコルビナーゼという酵素がほかの野菜や果物に含まれているビタミンCを破壊するといわれていますが、にんじんに酢を加えて攪拌し、他の材料を入れれば、酵素の作用が抑えられ、ビタミンCの破壊が防げます。

ジューサーで作ります！

ジュースの基本的な作り方

ジューサーで作るジュースは、野菜や果物を細かく砕き、食物繊維などを取り除きながらろ過し、果汁のみを搾り出します。サラッとした100％の生ジュースが作れ、繊維質を取り除いた分、のどごしがよく、消化吸収がいいのも魅力です。胃腸の弱い人や年配者、小さい子どもにはおすすめです。

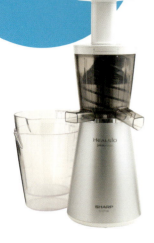

1 洗う・計量・切る

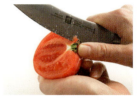

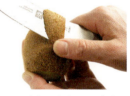

トマトはヘタを取り除き、キウイは皮をむきます。パイナップルは芯を取り除いて皮をむきます。

> パイナップルは芯を取り除きます。

パイナップル+キウイフルーツ+トマトの場合

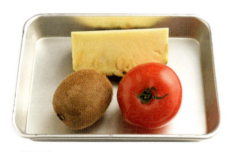

【材料】でき上がり200〜300ml

パイナップル…60g
キウイフルーツ…1個（100g）
トマト…1個（150g）

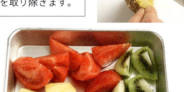

> 材料はジューサーにかけやすい適当な大きさに切ります。

2 ジューサーにかける

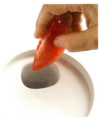
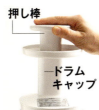

押し棒

ドラムキャップ

材料を入れ、ドラムキャップをセットし、押し棒を入れて押します。

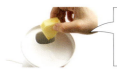

水分の多い材料から順に入れると、果汁が出やすいです。

3 注ぐ

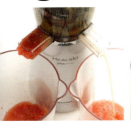
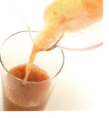

材料をすりおろし、遠心分離して果汁と繊維質などが別々に出てきます。搾り終えたら、グラスに注いで完成。

Smoothie

でき上がり！

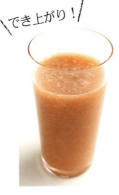

同じ材料を使ってミキサーで作ったもの。トロッとして腹もちがよくなります。

スムージー＆ジュース作りに便利なアイテム

スケール
材料を計量するときに必要です。1g単位まで量れるデジタルのものがおすすめ。なければデジタルのものでなくてもかまいません。

計量カップ
水や牛乳などの液体の計量に必要です。200㎖以上量れるものが便利。何かと使うことがあるのでひとつ持っているといいでしょう。

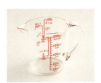

計量スプーン
柑橘類の搾り汁やはちみつなどの調味料を計量するときに使います。大さじ（15㎖）と小さじ（5㎖）があれば十分です。

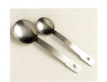

スクイーザー
レモンなどを搾るときに使います。果物を横半分に切り、とがった箇所に果肉を当てて搾ります。柑橘系のジュースなら簡単に完成。

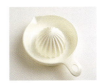

ピーラー
野菜や果物の皮をむくときに使いますが、皮や皮の間に栄養が含まれていることも多いので、水洗いしてなるべく皮ごと使います。

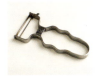

スライサー付きおろしがね
しょうがなどをするときに使います。スライサー部分は野菜や果物を薄切りにするときに。1台で二役の便利なアイテムです。

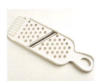

ゴムベラ
ミキサーの内側についたスムージーをかき出すときに使います。はちみつなど粘りのあるものにも重宝。ヘラの小さめのものが最適。

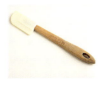

マドラー
飲みものをかき混ぜるときに使います。スムージーもジュースも一度、かき混ぜると味が均一になり、おいしく飲めます。

本書で使用している野菜・果物のg数 (目安)

野 菜
- かぶ　70g／個
- カリフラワー　240g／株
- きゅうり　100g／本
- クレソン　40g／束
- ごぼう　180g／本
- 小松菜　200g／束
- ゴーヤ　200g／本
- さつまいも　180g／本
- 春菊　150g／束
- しょうが　15g／かけ
- ズッキーニ　200g／本
- セロリ　140g／本
- 玉ねぎ　200g／個
- チンゲン菜　100g／株
- トマト　150g／個
- 長ねぎ　100g／本
- 菜の花　180g／束
- にんじん　180g／本
- パセリ　5g／本
- パプリカ（赤・黄）　120g／個
- ブロッコリー　240g／株
- ほうれん草　200g／束
- 水菜　200g／束
- 三つ葉　40g／束
- ミニトマト　15g／個
- 芽キャベツ　15～20g／個
- モロヘイヤ　60g／束
- レタス　20g／枚
- れんこん　180g／節

果 物
- アボカド　140g／個
- いちご　20g／粒
- いよかん　150g／個
- オレンジ　90g／個
- 柿　180g／個
- キウイフルーツ　100g／個
- グレープフルーツ（ホワイト・ピンク）　240g／個
- なし　200g／個
- 夏みかん　160g／個
- パッションフルーツ　50g／個
- バナナ　100g／本
- パパイア　180g／個
- ぶどう（種なし）　12g／粒
- マンゴー　200g／個
- みかん　100g／個
- りんご　240g／個

ドライフルーツ
- 甘栗　8g／個
- ドライアプリコット　10g／個
- ドライいちじく　15g／個
- プルーン　15g／個
- 干し柿　30g／個

●本書の表記について
・レシピは基本的に個数とg数を併記していますが、個数はおおよそで表記しているものもあります。あらかじめご了承ください。またg数は、厚い皮などの廃棄部分は含みません。分量通りでなく、多少の誤差があってもおいしくでき上がります。
・野菜、果物の重さは、季節、個体などによって変動しますので、計量してから作ると誤差が出ないでしょう。
・カロリー、栄養価は「日本食品標準成分表2015」に基づいて計算しています。

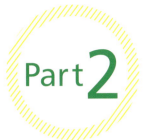

おすすめ
野菜・果物 10
スムージー & ジュース

スーパーや直売所で手軽に手に入る野菜・果物のなかで
特にスムージー、ジュースに向くものがあります。
栄養価が高く、味がよく、飽きずに飲めるのが特徴です。
本章では、この厳選素材 10 種をそれぞれ詳しく紹介しています。
まずはここからスタートしてみるのもおすすめです。

トマト

抗酸化作用のあるリコピンが豊富。
油と一緒に摂ると吸収率がアップ！

tomato DATA
分類：ナス科トマト属
原産地：南米アンデス高地
旬：夏
出回る時期：6〜9月頃

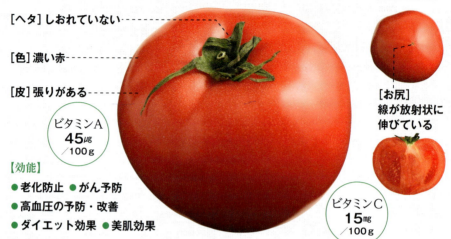

[ヘタ] しおれていない
[色] 濃い赤
[皮] 張りがある

ビタミンA
45μg
/100g

[お尻]
線が放射状に
伸びている

ビタミンC
15mg
/100g

【効能】
● 老化防止 ● がん予防
● 高血圧の予防・改善
● ダイエット効果 ● 美肌効果

【栄養効果】
有害な活性酸素の働きを抑え、細胞の老化やがん、動脈硬化などを予防するリコピンが豊富。リコピンの抗酸化作用は強く、β-カロテンの2倍、ビタミンEの100倍とも。リコピンは実よりも皮に多く含まれているので、皮ごと使うのがベター。また熱にも強く、油と一緒に摂ると体内への吸収率がアップ。免疫力の向上にもいいビタミンCや体内の余計な塩分を排出するカリウムなども含まれています。

【主な phytochemical】

リコピン
強力な抗酸化作用と抗がん作用があります。また、血流を改善し、動脈硬化や高血圧、糖尿病などの生活習慣病を予防。

グルタチオン
抗酸化作用があり、細胞の老化を予防。また、解毒作用（デトックス）や抗アレルギー作用、美肌効果も期待できます。

【見分け方】　全体が濃い赤で皮に張りがあり、しまっていて重量感のあるトマトは甘いといわれています。お尻の部分から線が放射状にきれいに伸びているものがいいでしょう。

【保存法】　青みが残っている場合は常温でOK。熟しているものは、ほかの野菜を早熟させ、エチレンガスが出るので、ポリ袋に入れるかラップに包んで冷蔵庫の野菜室で保存しましょう。

【種類】
適度な酸味があり、なじみ深い桃太郎や、炒めものや煮込み料理に合う大玉トマト。甘みが強く、お弁当などにも重宝するミニトマト、果物のように糖度が高く、甘みとうまみが多いフルーツトマトなど種類も豊富。また、黄色や紫などのカラートマトもあります。

カラートマト

おすすめ野菜・果物10 スムージー&ジュース

1 体内の余計な塩分を排出するコンビで動脈硬化などを予防。夏バテにも最適

トマト + すいか + 塩

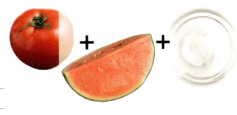

【材料】でき上がり 200〜300㎖

	ミキサー	ジューサー
トマト	⅔個(100g)	1個(150g)
すいか	150g	230g
塩	少々	少々

【作り方】
トマトはヘタを取り、ひと口大に切る。すいかは種を取って果肉のみひと口大に切る。ミキサーにすべての材料を入れ、なめらかになるまで撹拌する。

【成人1日の必要量に対する栄養評価】(1杯あたり)

ビタミンA	★★
ビタミンC	★★
カリウム	★
食物繊維	★
ナトリウム	★★

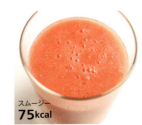

スムージー **75kcal**

2 ストレスが軽くなるすっきりとした味。グレープフルーツの酸味と香りがさわやか

トマト + セロリ + グレープフルーツ

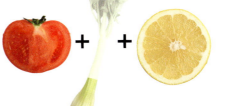

【材料】でき上がり 200〜300㎖

	ミキサー	ジューサー
トマト	½個(75g)	⅘個(120g)
セロリ	⅓本(50g)	½本(75g)
グレープフルーツ(ホワイト)	½個(120g)	¾個(180g)

【作り方】
トマトはヘタを取り、ひと口大に切る。セロリはひと口大に切る。グレープフルーツは皮をむき、適当な大きさに切る。ミキサーにすべての材料を入れ、なめらかになるまで撹拌する。

【成人1日の必要量に対する栄養評価】(1杯あたり)

ビタミンA	★
ビタミンC	★★★★
カリウム	★★
食物繊維	★
葉酸	★★

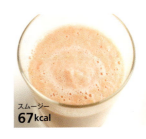

スムージー **67kcal**

ほうれん草

栄養価が高く、生活習慣病の予防にも役立つ緑黄色野菜の代表選手

spinach **DATA**
分類：アカザ科ホウレンソウ属
原産地：西南アジア地域
旬：冬
出回る時期：11〜2月頃

鉄 **2.0**mg／100g

[葉] 緑が濃く、肉厚で先がピンとしている

カリウム **690**mg／100g

[根元] 鮮やかなピンク色

[株] ぷっくりと張りがある

【効能】
- がん、動脈硬化の予防
- 貧血、痛風、リウマチ、便秘の予防・改善

【主な phytochemical】

クロロフィル
葉緑素と呼ばれ、強力な抗酸化作用や殺菌作用があり、動脈硬化などを予防します。

グルタチオン
抗酸化作用、解毒作用などがあり、老化や肝機能障害の予防などに有効的だといわれています。

ケルセチン
毛細血管や血液壁を強くし、血液サラサラ効果があり、高血圧や動脈硬化を予防。

【栄養効果】
抗酸化作用のあるビタミン類をはじめ貧血を予防する鉄分、体内の余計な塩分を排出し、高血圧を予防するカリウム、便秘の改善に役立つ食物繊維などが豊富。体に有害な尿酸を排出するので痛風などを予防。根元の赤い部分には骨を作るのに重要なマンガンや動脈硬化を予防するポリフェノールが含まれているので捨てずに。夏より冬の露地栽培のもののほうが栄養価が高く、やわらかで甘みもあります。

【見分け方】 葉は緑が濃く、肉厚で葉先がピンとしてみずみずしい、株は太すぎずしっかりとしている。根元のピンクが鮮やかなものが新鮮。根元の赤い部分はマンガンが多く含まれています。

【保存法】 時間が経つほど鮮度が低下するので、買ってきた日に使いきるのがベター。残った場合は湿らせた新聞紙に包み、ポリ袋に入れ、冷蔵庫の野菜室で立てて保存しましょう。

【種類】
市場にいちばん多く出回っているといわれている一代雑種や、生食用に改良され、クセが少なくやわらかなサラダほうれん草。「寒締めほうれん草」とも呼ばれ、寒さに当てて糖度をアップさせたちぢみほうれん草。ベビーリーフとして使われる赤茎ほうれん草など。

サラダほうれん草

おすすめ野菜・果物10　スムージー&ジュース　ほうれん草

① 栄養価の高いかぼちゃとほうれん草に いよかんで甘みを加えてさらにおいしく

ほうれん草 + かぼちゃ + いよかん

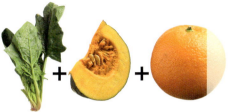

【材料】でき上がり 200〜300㎖

	ミキサー	ジューサー
ほうれん草	¼束（50g）	½束（90g）
かぼちゃ	80g	120g
いよかん	⅔個（100g）	1個（150g）

【作り方】
かぼちゃはワタと種を取ってひと口大に切り、水大さじ1（分量外）をふり、軽くラップをして電子レンジで2分半加熱する。ほうれん草はざく切りにする。いよかんは皮をむき、適当な大きさに切る。ミキサーにすべての材料を入れ、なめらかになるまで撹拌する。

【成人1日の必要量に対する栄養評価】（1杯あたり）

ビタミンA	★★★★★
ビタミンC	★★★★★
カリウム	★★★
食物繊維	★★
ビタミンK	★★★★★

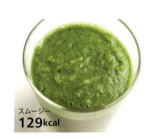
スムージー **129kcal**

② ラズベリーのさわやかな酸味がクセになる 動脈硬化予防におすすめの一杯

ほうれん草 + ラズベリー

【材料】でき上がり 200〜300㎖

	ミキサー	ジューサー
ほうれん草	⅓束（60g）	½束（100g）
ラズベリー	90g	120g
水	50㎖	

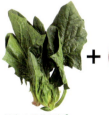

【作り方】
ほうれん草はざく切りにする。ミキサーにすべての材料を入れ、なめらかになるまで撹拌する。

【成人1日の必要量に対する栄養評価】（1杯あたり）

ビタミンA	★★★
ビタミンC	★★★★
カリウム	★★
食物繊維	★★
ビタミンK	★★★★★

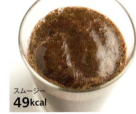
スムージー **49kcal**

※ラズベリーの酸味が気になる場合は、飲むときに好みではちみつを入れて。

小松菜

カルシウムはほうれん草の約3.5倍。
不足しがちなカルシウムを摂取

komatsuna DATA
分類：アブラナ科アブラナ属
原産地：中国
旬：冬
出回る時期：通年

β-カロテン
3100µg
／100g

カルシウム
170mg
／100g

［葉］
濃い緑で肉厚、
葉先がピンとしている

［株］太すぎず、
緑が鮮やか

【効能】
- 骨粗しょう症、風邪の予防・改善
- 動脈硬化の予防
- 老化防止 ● 美肌効果

【栄養効果】
骨の強化や骨粗しょう症の予防、イライラを解消するカルシウムがほうれん草の約3.5倍含まれています。乳製品や脂質を含むものと組み合わせると吸収率もアップ。粘膜や皮膚を保護したり、免疫力を高め、がんなどを予防するβ-カロテン、疲労回復や新陳代謝を促すビタミンB群、貧血を予防する鉄分などが豊富。ほうれん草と違い、アクが少ないので下ゆでせずにそのまま使えるのも魅力です。

【主な phytochemical】

クロロフィル
植物や藻類の色素成分。がんなどを予防。また、血中のコレステロール値を下げる働きも。

イソチオシアネート
免疫細胞の数を増やす働きや、体内の有害物質を排出させる効果で、デトックスが期待できます。

【見分け方】　ほうれん草同様、葉は緑が濃く厚めで、葉先がピンとしてみずみずしいもの、株は太すぎず、鮮やかな緑色をしているものを選びましょう。葉が小ぶりのもののほうがやわらかです。

【保存法】　湿らせた新聞紙に包み、ポリ袋に入れて冷蔵庫の野菜室に立てて保存。小松菜やほうれん草など、立って栽培されている野菜は同じ状態で保存。鮮度のいいうちに使いきりましょう。

【種類】
江戸時代に小松川（現・東京都江戸川区）で栽培されていたことからこの呼び名がつきました。群馬、埼玉県産の「武州寒菜」は寒さに強い品種、甘さとぬめりがある新潟県産の「女池菜」、新潟県大崎産の「大崎菜」、福島県産で葉に切り込みのある「信夫菜」など。

女池菜

① イライラ解消や骨を丈夫にする小松菜と高血圧予防になるメロンを組み合わせて

小松菜 + メロン

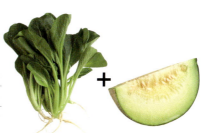

【材料】でき上がり 200〜300㎖

	ミキサー	ジューサー
小松菜	⅓束（70g）	⅔束（140g）
メロン	120g	180g
水	30㎖	

【作り方】
小松菜は根元を切り落とし、ざく切りにする。メロンはワタと種を取って皮をむき、ひと口大に切る。ミキサーにすべての材料を入れ、なめらかになるまで撹拌する。

成人1日の必要量に対する栄養評価 (1杯あたり)

ビタミンA	★★
ビタミンC	★★★
カリウム	★★
食物繊維	★
ビタミンK	★★★★★

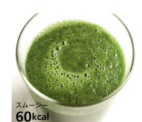
スムージー 60kcal

② 貧血予防や妊婦にもいい葉酸がたっぷり！アボカドのまったりとしたコクが決め手

小松菜 + アボカド + いちご

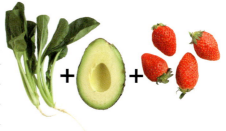

【材料】でき上がり 200〜300㎖

	ミキサー	ジューサー
小松菜	¼束（50g）	½束（90g）
アボカド	½個（70g）	⅘個（110g）
いちご	4〜5粒（90g）	7〜8粒（150g）
レモン汁	小さじ2	小さじ2
水	30㎖	

【作り方】
小松菜は根元を切り落とし、ざく切りにする。アボカドはひと口大に切り、皮をむく。いちごはヘタを取る。ミキサーにすべての材料を入れ、なめらかになるまで撹拌する。

成人1日の必要量に対する栄養評価 (1杯あたり)

ビタミンA	★★
ビタミンC	★★★★★
カリウム	★★
食物繊維	★★
葉酸	★★★★★

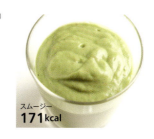
スムージー 171kcal

キャベツ

胃壁の粘膜を保護、修復するビタミンUが豊富。潰瘍や胃炎を予防

Cabbage DATA
- 分類：アブラナ科アブラナ属
- 原産地：大西洋沿岸、地中海沿岸
- 旬：春・夏・冬
- 出回る時期：通年

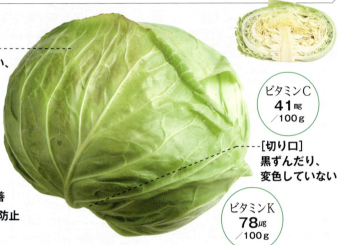

[葉]
外葉がみずみずしい、巻きがしっかりしている
(冬キャベツの場合)

ビタミンC
41mg
/100g

[切り口]
黒ずんだり、変色していない

ビタミンK
78μg
/100g

【効能】
- 胃潰瘍、胃炎、風邪の予防・改善
- がん予防　●老化防止

【栄養効果】
疲労回復や肌荒れ、風邪などを予防するビタミンCや胃壁の粘膜を保護し、胃炎や潰瘍を予防するビタミンU、血液の凝固を促したり、カルシウムを骨に定着させるビタミンKが豊富。特にビタミンCは芯に近いほど多く、外葉はβ-カロテンが含まれています。切るとビタミンCが減少してしまうので1枚ずつはがして使うようにしましょう。一年中購入できますが、冬キャベツに比べると、春キャベツの方がやわらかいです。

【主な phytochemical】

イソチオシアネート
キャベツやブロッコリーに含まれる辛み成分。抗酸化力が強く、消化液の分泌を促進。生のほうが含まれています。

ビタミンU
胃腸の粘膜を修復したり、保護する作用があります。細胞の新陳代謝をよくし、肝機能を高めるといわれています。

【見分け方】　外葉がみずみずしいもの。冬キャベツは巻きがしっかりしていて、重たいもの。春キャベツは巻きがゆるく軽いものを選びましょう。切り口が黒ずんだり、変色しているものは避けて。

【保存法】　使わない外葉で包んで、芯を下にして冷蔵庫の野菜室で保存しましょう。外葉で包むことでキャベツ自身の力でビタミンCが増加します。冬場は同様にして冷暗所でもOKです。

【種類】
3～5月ぐらいに出回る春キャベツと1～3月頃に収穫される冬キャベツがあります。春キャベツはやわらかく、サラダなど生で食べるのがおすすめ。一方、冬キャベツは糖度が高く、煮崩れなどもしにくいので、煮込みや炒めものなどに向いています。

春キャベツ

① ぶどうは皮ごと使ってポリフェノールを。しょうがをプラスして代謝をアップ

キャベツ + ぶどう + しょうが

【材料】でき上がり 200〜300㎖

	ミキサー	ジューサー
キャベツ	100g	150g
ぶどう（種なし）	10粒 (120g)	15粒 (180g)
しょうが	2/3かけ (10g)	1かけ (15g)
水	30㎖	

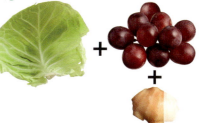

【作り方】
キャベツはひと口大に切る。しょうがは薄切りにする。ミキサーにすべての材料を入れ、なめらかになるまで撹拌する。

※ぶどう、しょうがともに皮ごと使う。

【成人1日の必要量に対する栄養評価】(1杯あたり)

ビタミンA	★
ビタミンC	★★★
カリウム	★
食物繊維	★
ビタミンK	★★★

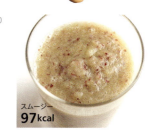

スムージー **97kcal**

② キャベツとかぶ、パインの酵素で胃腸の調子を整えてお腹を元気に

キャベツ + かぶ + パイナップル

【材料】でき上がり 200〜300㎖

	ミキサー	ジューサー
キャベツ	80g	120g
かぶ（実のみ）	1個 (60g)	1 2/5個 (100g)
パイナップル	100g	150g
水	30㎖	

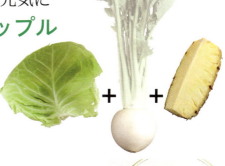

【作り方】
キャベツとかぶはひと口大に切る。パイナップルはひと口大に切り、芯を取り除き皮をむく。ミキサーにすべての材料を入れ、なめらかになるまで撹拌する。

【成人1日の必要量に対する栄養評価】(1杯あたり)

ビタミンA	★
ビタミンC	★★★★★
カリウム	★★
食物繊維	★★
葉酸	★★★

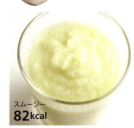

スムージー **82kcal**

ブロッコリー

ビタミンCの含有量はトップクラス。
意外に花蕾（からい）よりも茎に豊富

Broccoli DATA
- 分類：アブラナ科アブラナ属
- 原産地：地中海沿岸のヨーロッパ
- 旬：冬
- 出回る時期：10〜3月

[花蕾] 粒が小さく、密集している

ビタミンC
120mg /100g

【効能】
- 免疫力アップ
- 風邪、高血圧の予防・改善
- がん予防 ● 老化防止

[切り口] きれいで、割れていない

β-カロテン
800μg /100g

[茎] 傷や変色がない

【栄養効果】
がんや風邪などを予防し、免疫力を上げるビタミンCやβ-カロテンが豊富。特にビタミンCはキャベツの4〜5倍も含まれているといわれています。これらは花蕾よりも茎の方に多いので茎も捨てずに上手に利用しましょう。貧血を予防する鉄分や葉酸（水溶性のビタミンB群の一種）、血圧を下げる働きのあるカリウム、カルシウムの吸収を助けるビタミンK、便秘を改善する食物繊維も多く含まれています。

【主な phytochemical】

クロロフィル
抗炎症作用があり、シミやそばかす、ニキビなど肌のトラブルにも効果があるといわれています。

イソチオシアネート
辛み成分の一種で抗酸化力が強く、消化液の分泌促進、がんを予防。加熱するよりも生のほうが効率よく摂取できます。

【見分け方】 花蕾の粒が小さく、ギュッと密集しているもの、重量感のあるものがいいでしょう。切り口はきれいで割れていないものを。割れているものは成長しすぎている証拠です。

【保存法】 鮮度が落ちやすいので基本的には買ってきた日に使いきるのがいいでしょう。残った場合はポリ袋に入れて冷蔵庫の野菜室で保存します。この場合も3日以内には調理をするのがおすすめです。

茎ブロッコリー

紫ブロッコリー

【種類】
キャベツの仲間で中国野菜の芥藍（かいらん）とブロッコリーを交配した茎ブロッコリーはその名前の通り、アスパラガスのように茎が長く、やわらかで、品種ではスティックセニョールが有名。ほかに花蕾が紫色の紫ブロッコリーがあり、サラダなどの料理に映えます。

おすすめ野菜・果物10 スムージー&ジュース

ブロッコリーの栄養をまるまる摂取。
ほんのりしたメロンの上品な甘みが◎

ブロッコリー + メロン

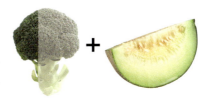

【材料】でき上がり 200～300ml

	ミキサー	ジューサー
ブロッコリー（ゆでたもの）	2/5株(100g)	3/5株(150g)
メロン	120g	180g
水	30ml	

【作り方】
メロンはワタと種を取って皮をむき、ひと口大に切る。ミキサーにすべての材料を入れ、なめらかになるまで撹拌する。

成人1日の必要量に対する栄養評価（1杯あたり）

ビタミンA	★
ビタミンC	★★★★★
カリウム	★★
食物繊維	★★
ビタミンK	★★★★★

スムージー
77kcal

1日分のビタミンCと食物繊維が摂れる！
疲労回復や美肌効果で女性にうれしい

ブロッコリー + 黄パプリカ + みかん

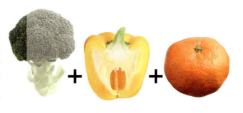

【材料】でき上がり 200～300ml

	ミキサー	ジューサー
ブロッコリー（ゆでたもの）	1/4株(60g)	2/5株(100g)
黄パプリカ	1/2個(60g)	4/5個(100g)
みかん	1個(100g)	1 1/2個(150g)

【作り方】
パプリカはヘタと種を取ってひと口大に切る。みかんは皮をむき、適当な大きさに分ける。ミキサーにすべての材料を入れ、なめらかになるまで撹拌する。

成人1日の必要量に対する栄養評価（1杯あたり）

ビタミンA	★★
ビタミンC	★★★★★
カリウム	★
食物繊維	★
葉酸	★★★★

スムージー
77kcal

にんじん

β-カロテンがたっぷり。免疫力をアップし、動脈硬化や肌荒れなどを予防

Carrot **DATA**
- 分類：セリ科ニンジン属
- 原産地：アフガニスタン
- 旬：春・秋・冬
- 出回る時期：通年

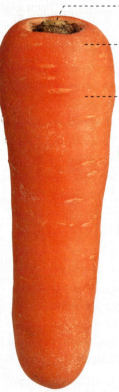

- [軸] 小さめ
- [色] 全体的に濃いオレンジ
- [皮] 張りがある

β-カロテン **7700**μg /100g

ビタミンA **760**μg /100g

【効能】
- 免疫力アップ
- 動脈硬化の予防
- 肌荒れの予防・改善
- がん予防

【栄養効果】
皮膚や粘膜を強くし、外部からのウイルス侵入を防ぐフィトケミカルのβ-カロテンが豊富です。ほかにもビタミンCやカリウム、カルシウムも多く含まれています。皮と実の間に栄養が多く含まれているので、皮ごと使うといいでしょう。一方、ビタミンCを破壊するアスコルビナーゼという酵素が含まれていますが、酸や熱に弱いので酢やレモンなどを使ったり、加熱したりすることで解消されます。

【主な phytochemical】
β-カロテン
β-カロテンは体内でビタミンAに変化。ビタミンAは免疫力を高め、動脈硬化などを予防。肌の乾燥や肌荒れを防ぎます。

【見分け方】
皮に張りがあり、全体が濃いオレンジ色のものを選びましょう。軸の断面が小さいほうがやわらかいです。張りがあり、太く、先が丸い重量感のあるものがいいでしょう。

【保存法】
春から秋はポリ袋に入れ、冷蔵庫の野菜室へ。冬は新聞紙などに包み、冷暗所で。いずれも立てた状態で。葉も使えるので、早めに切り落として、葉野菜と同じ方法で保存（P.30参照）。

【種類】
なじみ深く、店先でよく見かけるものが五寸にんじん。改良を重ね、独特のにおいが少なく、子どもでも食べやすい。京（金時）にんじんと呼ばれるものは長さが30cmぐらいあり、実はやわらかく、甘みがあります。サラダにも合う10cmほどのミニにんじんも人気。

京にんじん

おすすめ野菜・果物10 スムージー&ジュース にんじん

① にんじんとマンゴーのダブル効果とぶどう糖パワーで体の中から元気になる

にんじん + マンゴー + ぶどう

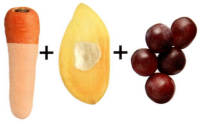

【材料】でき上がり 200〜300ml

	ミキサー	ジューサー
にんじん	1/3本（60g）	1/2本（90g）
マンゴー	1/2個（100g）	3/4個（150g）
ぶどう（種なし）	5粒（60g）	7〜8粒（90g）
レモン汁	小さじ2	小さじ2

【作り方】
にんじんはひと口大に切る。マンゴーは種に沿って縦に切り、皮をむき、ひと口大に切る。ミキサーににんじんとレモン汁を入れ、撹拌する。マンゴーとぶどうを加え、なめらかになるまで撹拌する。

※ぶどうは皮ごと使う。

【成人1日の必要量に対する栄養評価】（1杯あたり）

ビタミンA	★★★★★
ビタミンC	★★
カリウム	★★
食物繊維	★
葉酸	★★★

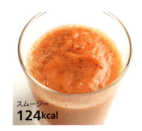

スムージー **124kcal**

② オリーブ油をプラスして老化を予防。体を酸化させない、さびない体を目指す

にんじん + いちご + パセリ + オリーブ油

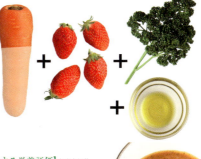

【材料】でき上がり 200〜300ml

	ミキサー	ジューサー
にんじん	2/5本（80g）	4/5本（140g）
いちご	4粒（80g）	7〜8粒（150g）
パセリ	1本（5g）	1 1/2本（7g）
オリーブ油	小さじ1	大さじ1
ライムの搾り汁	小さじ2	小さじ2
水	50ml	80ml

【作り方】
にんじんはひと口大に切り、いちごはヘタを取る。ミキサーににんじんとライムの搾り汁を入れ、撹拌する。いちごとパセリ、オリーブ油、水を加え、なめらかになるまで撹拌する。

【成人1日の必要量に対する栄養評価】（1杯あたり）

ビタミンA	★★★★★
ビタミンC	★★★★
カリウム	★★
食物繊維	★
葉酸	★★★

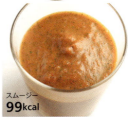

スムージー **99kcal**

りんご

「医者を遠ざける」といわれ、健康と美容に欠かせない栄養素がたっぷり

Apple DATA
分類：バラ科リンゴ属
原産地：中央アジア
旬：秋・冬
出回る時期：9〜1月

[軸] 太く、変形していない

[表面] 全体が赤く、色ムラや傷、ツヤがない

カリウム 110mg /100g

食物繊維 1.5g /100g

【効能】
- 高血圧の予防・改善
- 脳疾患、がん、動脈硬化の予防
- 腸内環境を整える

【栄養効果】
血圧を下げ、脳卒中や心筋梗塞を予防するカリウム、腸内環境を整え、便秘の改善や大腸がんを予防する水溶性の食物繊維、ペクチンなどが豊富。ほかにも糖尿病や肥満、動脈硬化などを予防するポリフェノールも含まれています。ペクチンとポリフェノールは実よりも皮や実と皮の間に多く含まれているので、よく洗って皮ごと食べるのがおすすめ。カロリーも低いのでダイエットにも向いています。

【主な phytochemical】

ペクチン
食物繊維の一種で血糖値の上昇を抑制したり、疲労回復や体力増強、腸内環境を整えます。

ポリフェノール
抗酸化作用があり、免疫力を高め、がんや動脈硬化、老化を予防。ビタミンCの働きを助けます。

【見分け方】　色ムラや傷、ツヤがなく、全体が赤いものがいいでしょう。軸の部分が太く、変形していないものを。ツヤがあるものは自己防衛のため、蜜を出しているので鮮度が落ちている可能性も。

【保存法】　温度差の少ない場所で保存すると鮮度が長もちします。植物の成長を促進するエチレンガスを発生させるので、冷蔵庫で保存する場合はポリ袋に入れてしっかり密閉しましょう。

アルプス乙女

【種類】
つがる、ふじ、陸奥(むつ)、紅玉(こうぎょく)などなじみ深いものから、極早生種の夏緑(なつみどり)、姫りんごのアルプス乙女などその種類は豊富。海外のものを合わせると、数千種類以上もあるといわれています。糖度や酸味などもさまざまなので、好みのものを見つける楽しみもあります。

おすすめ野菜・果物10 スムージー＆ジュース｜りんご

 りんごの甘みがほどよく、飲みやすい。
動脈硬化や高血圧の生活習慣病を予防

りんご ＋ チンゲン菜 ＋ きゅうり

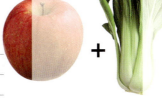

【材料】でき上がり 200〜300ml

	ミキサー	ジューサー
りんご	2/5個(100g)	3/5個(150g)
チンゲン菜	3/5株(60g)	1株(90g)
きゅうり	1/2本(50g)	2/3本(70g)
レモン汁	小さじ2	小さじ2

【作り方】
りんごは芯を取り除き、ひと口大に切る。チンゲン菜はざく切りにする。きゅうりはひと口大に切る。ミキサーにきゅうりとレモン汁を入れ、撹拌する。りんごとチンゲン菜を加え、なめらかになるまで撹拌する。

【成人1日の必要量に対する栄養評価】(1杯あたり)

ビタミンA	★★
ビタミンC	★★
カリウム	★
食物繊維	★
ビタミンK	★★★

スムージー **66kcal**

 りんごとカリフラワーで体内の塩分を調整。
りんご酢を入れて酸味をプラス

りんご ＋ カリフラワー ＋ りんご酢 ＋ はちみつ

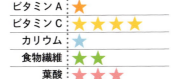

【材料】でき上がり 200〜300ml

	ミキサー	ジューサー
りんご	1/2個(120g)	3/4個(180g)
カリフラワー(ゆでたもの)	2/5株(90g)	3/5株(150g)
りんご酢	小さじ1	小さじ1
はちみつ	小さじ2	小さじ2
水	50ml	

【作り方】
りんごは芯を取り除き、ひと口大に切る。ミキサーにすべての材料を入れ、なめらかになるまで撹拌する。

【成人1日の必要量に対する栄養評価】(1杯あたり)

ビタミンA	★
ビタミンC	★★★★
カリウム	★
食物繊維	★★
葉酸	★★★

スムージー **131kcal**

バナナ

腸内環境を整える、代謝を促進するなど
体が喜び、健康にいい栄養素がいっぱい

Banana DATA	
分類	バショウ科バショウ属
原産地	東南アジア
旬	通年
出回る時期	通年

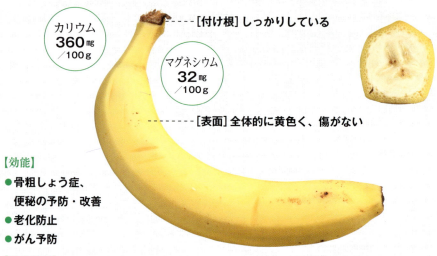

カリウム **360**mg／100g

マグネシウム **32**mg／100g

[付け根] しっかりしている

[表面] 全体的に黄色く、傷がない

【効能】
- 骨粗しょう症、便秘の予防・改善
- 老化防止
- がん予防

【栄養効果】
体内の余計な塩分を排出するカリウム、骨粗しょう症の予防や代謝を促すマグネシウム、腸の調子を整える食物繊維が豊富。ほかにも腸内のビフィズス菌を増やすといわれているフラクトオリゴ糖も含まれています。食物繊維とのダブルの効果で腸内環境もさらによくなります。また、食べてすぐにエネルギーになるのもバナナのいいところ。消化吸収もよく、赤ちゃんから高齢者まで幅広い年代で食べられるフルーツです。

【主な phytochemical】
ポリフェノール
植物に含まれる天然の成分。その数は5000以上あるといわれています。血栓の予防やメタボの解消などさまざまな働きをします。熟したバナナほど含有量が高くなります。

【見分け方】　全体的に黄色く、表面に傷がなく、付け根がしっかりしているものを選びましょう。表面にシュガースポット（黒い斑点）があるもののほうが甘みがあり、食べごろです。

【保存法】　バナナ同士がぶつかると傷みやすいのでバナナハンガーやS字フックなどにつるして保存します。冷蔵庫で保存する場合は、1本ずつラップに包むか、ポリ袋に入れ、冷蔵庫の野菜室へ。

【種類】
さっぱりとした甘さのフィリピンバナナ、ねっとりとした濃厚な味わいの台湾バナナ、独特の甘みがあるエクアドルバナナ、やわらかい果肉で見た目もかわいらしいモンキーバナナ、沖縄などで栽培されている島バナナなど数百種類以上はあるといわれています。

モンキーバナナ

① バナナと牛乳のおいしい定番コンビ。ミニトマトを加えて栄養価をさらにアップ

バナナ ＋ ミニトマト ＋ 牛乳

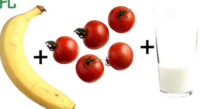

【材料】でき上がり 200〜300ml

	ミキサー	ジューサー
バナナ	1本（100g）	1½本（150g）
ミニトマト	5個（80g）	8個（120g）
牛乳	50ml	70ml

【作り方】
バナナは皮をむき、ひと口大に切る。ミニトマトはヘタを取り、半分に切る。ミキサーにすべての材料を入れ、なめらかになるまで撹拌する。

【成人1日の必要量に対する栄養評価】(1杯あたり)

ビタミンA	★
ビタミンC	★★★
カリウム	★★
食物繊維	★
ビタミンB₆	★★★

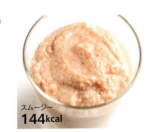

スムージー 144kcal

---

② 腸内環境を整えたり、目の疲れにもいい。クセがなく、飲みやすさもグッド

バナナ ＋ チンゲン菜

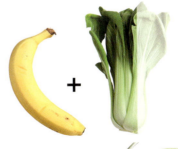

【材料】でき上がり 200〜300ml

	ミキサー	ジューサー
バナナ	1本（100g）	1½本（150g）
チンゲン菜	⅔株（70g）	1株（100g）
レモン汁	大さじ1	大さじ1
水	40ml	60ml

【作り方】
バナナは皮をむき、ひと口大に切る。チンゲン菜はざく切りにする。ミキサーにすべての材料を入れ、なめらかになるまで撹拌する。

【成人1日の必要量に対する栄養評価】(1杯あたり)

ビタミンA	★★
ビタミンC	★★★
カリウム	★★
食物繊維	★
ビタミンB₆	★★★

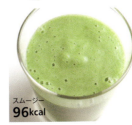

スムージー 96kcal

キウイフルーツ

ビタミンCはみかんの約3倍！
風邪や肌荒れなどの予防にも

Kiwifruit DATA
分類：マタタビ科マタタビ属
原産地：中国
旬：冬・春
出回る時期：通年

[形] きれいな楕円

ビタミンC
69mg
／100g

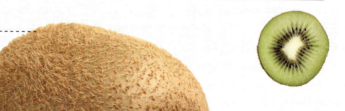

カリウム
290mg
／100g

【効能】
● 肌荒れ、風邪、高血圧の予防・改善
● 老化防止 ● がん予防

[色] 傷がなく、張りがあり、まんべんなく産毛がある。地肌が緑
（緑のキウイに限る）

【栄養効果】
肌荒れや風邪を予防するビタミンCがみかんの約3個分含まれています。ほかにも「若返りのビタミン」といわれ、抗酸化作用のあるビタミンEや体内の余計な塩分を排出するカリウム、便秘の改善などにいい食物繊維なども多く含まれています。また、たんぱく質を分解し、消化を助けるアクチニジン、脂肪燃焼を促すのに欠かせないカルニチンを作るリジンとメチオニンが含まれています。これらはダイエットにも役立ちます。

【主な phytochemical】
ポリフェノール
皮や果肉に比べ、種子に多くのポリフェノールが含まれ、血液サラサラ効果や、老化やがん、動脈硬化など生活習慣病を予防します。

【見分け方】　きれいな楕円形で傷がなく、全体に張りがあり、まんべんなく産毛があるものがいいでしょう。ゴールドは緑に比べ、産毛が少なめ。緑のキウイの場合、地肌が緑のものを選びます。

【保存法】　熟していないものは常温でOK。熟してきたら、ポリ袋に入れ、卵のパックなどに立てて入れるとキウイ同士がぶつからず、傷がつきにくくなります。保存は冷蔵庫の野菜室で。

【種類】
店頭でよく見かける緑のキウイはヘイワードという種類。甘みと酸味のバランスがよいのが特徴です。このヘイワードの自然交配から生まれたのが香緑（こうりょく）でヘイワードより酸味が少ないといわれています。ほかにもゼスプリゴールドなどゴールドキウイがあります。

ゴールドキウイ

おすすめ野菜・果物 10　スムージー＆ジュース｜キウイフルーツ

① キウイといちごの酸味がいい組み合わせ。脂肪燃焼を促進し、肥満予防にも

キウイフルーツ + いちご + ズッキーニ

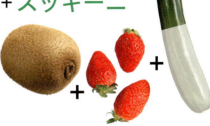

【材料】でき上がり 200～300㎖

	ミキサー	ジューサー
キウイフルーツ	1個 (100g)	1½個 (150g)
いちご	3～4粒 (70g)	5粒 (100g)
ズッキーニ	⅓本 (70g)	½本 (100g)
水	30㎖	

【作り方】
キウイは皮をむき、ひと口大に切る。いちごはヘタを取る。ズッキーニはひと口大に切る。ミキサーにすべての材料を入れ、なめらかになるまで攪拌する。

【成人1日の必要量に対する栄養評価】(1杯あたり)

ビタミンA	★
ビタミンC	★★★★★
カリウム	★★
食物繊維	★★
葉酸	★★★★

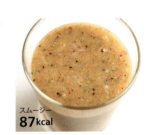

スムージー **87kcal**

② 細胞の老化を防ぎ、若さをキープ。アボカドをプラスして濃厚な味わいに

キウイフルーツ + アボカド + かぶ

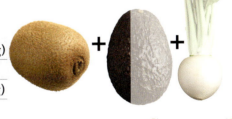

【材料】でき上がり 200～300㎖

	ミキサー	ジューサー
キウイフルーツ	1個 (100g)	1½個 (150g)
アボカド	⅓個 (50g)	½個 (70g)
かぶ(実のみ)	1個 (70g)	1⅖個 (100g)
水	20㎖	

【作り方】
キウイは皮をむき、ひと口大に切る。アボカドはひと口大に切り、皮をむく。かぶはひと口大に切る。ミキサーにすべての材料を入れ、なめらかになるまで攪拌する。

【成人1日の必要量に対する栄養評価】(1杯あたり)

ビタミンA	★
ビタミンC	★★★★★
カリウム	★★★
食物繊維	★★
葉酸	★★★

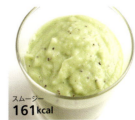

スムージー **161kcal**

オレンジ

ビタミンCが体内の酵素の働きを助け、
疲労回復や風邪、高血圧を予防

Orange **DATA**
分類：ミカン科ミカン属
原産地：インド
旬：通年
出回る時期：通年

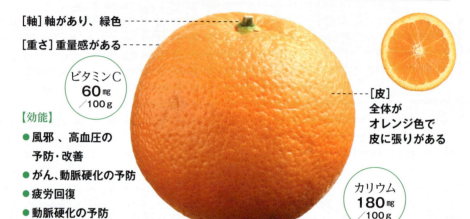

[軸] 軸があり、緑色
[重さ] 重量感がある

ビタミンC
60mg /100g

[皮]
全体が
オレンジ色で
皮に張りがある

カリウム
180mg /100g

【効能】
- 風邪、高血圧の予防・改善
- がん、動脈硬化の予防
- 疲労回復
- 動脈硬化の予防

【栄養効果】
風邪の予防や疲労回復に役立つビタミンCやクエン酸が豊富。ほかにも高血圧を予防するカリウム、糖質や脂質の代謝を促すビタミンB₁、B₂、二日酔いを予防するナイアシンも含まれています。薄皮の白いスジには、毛細血管を強くするヘスペリジンが含まれ、血中のコレステロール値の改善や動脈硬化、高血圧などを予防。できるだけスジは取らずに薄皮ごと利用するのがおすすめ。ほかの柑橘類も同様です。

【主な phytochemical】

ヘスペリジン
ポリフェノールの一種で血流やコレステロール値の改善、毛細血管を強くする、がんなどを予防。抗アレルギー作用も。

グルタチオン
柑橘系の果物に含まれる香り成分。がんの予防や新陳代謝を促進するほか、抗酸化作用や抗アレルギー作用があります。

【見分け方】 全体がオレンジ色で皮に張りがあり、重量感のあるものを選びましょう。皮がフカフカしているものは鮮度が落ちている可能性が大きいので避けるほうが無難です。

【保存法】 基本的には常温でOKですが、風通しのよい、冷暗所のほうがよりベター。夏はポリ袋に入れて冷蔵庫の野菜室で保存しましょう。

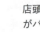
ブラッドオレンジ

【種類】
店頭でよく見かけ、なじみ深いのがバレンシアオレンジ。甘みと酸味のバランスがほどよく、食べやすいです。また、一般的に「ネーブル」と呼んでいるものもオレンジの一種です。香りがよく、果汁も豊富。ほかにも果肉が赤いブラッドオレンジなどがあります。

① 風邪の予防や美肌作り、目の疲れにも。 きゅうりのフレッシュ感がおいしい

オレンジ ＋ ブルーベリー ＋ きゅうり

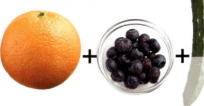

【材料】でき上がり 200～300㎖

	ミキサー	ジューサー
オレンジ	1個（90g）	1 2/5個（130g）
ブルーベリー	60g	90g
きゅうり	2/3本（70g）	1本（100g）

【作り方】
オレンジは皮をむき、適当な大きさに切る。きゅうりはひと口大に切る。ミキサーにきゅうりとオレンジを入れ、撹拌する。ブルーベリー加え、なめらかになるまで撹拌する。

【成人1日の必要量に対する栄養評価】（1杯あたり）

ビタミンA	★
ビタミンC	★★★★
カリウム	★
食物繊維	★★
葉酸	★★

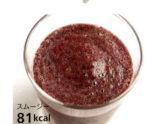
スムージー **81kcal**

② オレンジと芽キャベツを合わせれば 少しクセのある春菊もグッと飲みやすく

オレンジ ＋ 春菊 ＋ 芽キャベツ

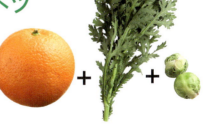

【材料】でき上がり 200～300㎖

	ミキサー	ジューサー
オレンジ	1個（100g）	1 4/5個（160g）
春菊	1/3束（50g）	1/2束（80g）
芽キャベツ（ゆでたもの）	2個（40g）	3～4個（70g）

【作り方】
オレンジは皮をむき、適当な大きさに切る。春菊はざく切りにする。ミキサーにすべての材料を入れ、なめらかになるまで撹拌する。

【成人1日の必要量に対する栄養評価】（1杯あたり）

ビタミンA	★★★
ビタミンC	★★★★★
カリウム	★★
食物繊維	★★
ビタミンK	★★★★★

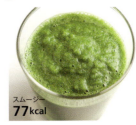
スムージー **77kcal**

Smoothie Column ❶

体が喜ぶスーパーフード アサイー＆ピタヤ

アサイーはヤシ科の植物でポリフェノールや鉄分、カルシウムなどが豊富。
ピタヤはサボテン科の果物で別名ドラゴンフルーツといい、
カリウム、マグネシウム、葉酸などが多く含まれています。
いずれも一般的な食品よりも栄養バランスにすぐれているのが特徴のひとつです。

少しクセのある味を合わせる材料でまろやかに
アサイー | 188kcal

【材料】スムージー｜でき上がり 200～300㎖
アサイー…40g
赤パプリカ…¼個（30g）
いちご…4粒（80g）
プレーンヨーグルト…90g
はちみつ…大さじ1

【作り方】
1　パプリカはヘタと種を取ってひと口大に切る。いちごはヘタを取る。
2　ミキサーにすべての材料を入れ、なめらかになるまで撹拌する。

キウイのような味わいのピタヤに甘みと酸味を
ピタヤ | 132kcal

【材料】スムージー｜でき上がり 200～300㎖
ピタヤ…80g
バナナ…⅘本（80g）
パセリ…1本（5g）
ラズベリー…50g
水…30㎖

【作り方】
1　ピタヤとバナナは皮をむき、ひと口大に切る。
2　ミキサーにすべての材料を入れ、なめらかになるまで撹拌する。

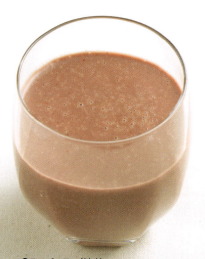

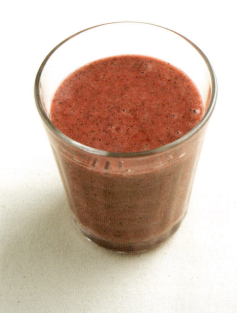

●スーパーフードとは
特定の栄養素が飛び抜けて高く、少量でも栄養素を効率的に摂れる食品で、低カロリーなものが多い。

体と心に効く症状別スムージー＆ジュース

「血圧、血糖値が高い」、「胃腸の調子が悪い」など
気になる症状を予防・改善するのに
ピッタリなスムージーとジュースを紹介します。
その日の体調に合わせた１杯で、
体の中から健康になりましょう。

アンチエイジング

抗酸化作用のある栄養素を摂って
年齢を感じさせない若々しい体に

| ビタミンA・C・E | レシチン |

脳を活性化させるレシチンを含む豆乳と
ココナッツオイルで老化防止

ブロッコリー + ドライアプリコット + 豆乳 + ココナッツオイル

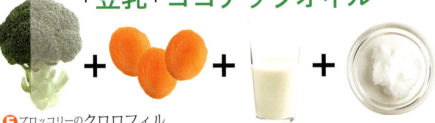

F ブロッコリーのクロロフィル

クロロフィルは血流をよくし、動脈硬化などを予防して血管を若くする働きがあるといわれています。

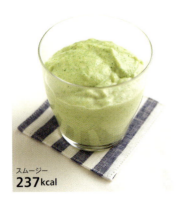

スムージー
237kcal

【材料】でき上がり200〜300ml

	ミキサー
ブロッコリー(ゆでたもの)	1/3株(70g)
ドライアプリコット	3個(30g)
豆乳	120ml
ココナッツオイル	小さじ2

【作り方】
ドライアプリコットは適当な大きさに切る。ミキサーにすべての材料を入れ、なめらかになるまで撹拌する。

体と心に効く 症状別 スムージー＆ジュース | アンチエイジング

ビタミンEやレシチンでサビない！

「いつまでも若々しく、健康でいたい」と誰しもが願うことですが、それには抗酸化作用が強く、細胞の老化を防ぐビタミンEやコラーゲンの生成に欠かせないビタミンCが効果的。また、皮膚や粘膜を正常に保つビタミンA、脳の活性化にいいレシチンなども一緒に摂るのがおすすめ。外見だけでなく、体の中から若さを維持しましょう。

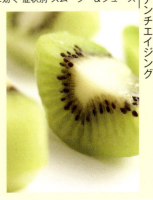

ビタミンA・C・Eの抗酸化作用トリオ。
豊富に含まれる食材で若さをキープ

アボカド ＋ トマト ＋ キウイフルーツ

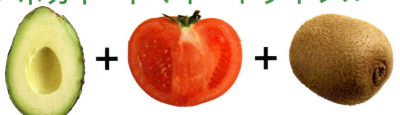

F トマトのリコピン
抗酸化作用が強く、体の酸化を防ぎ、老化を防止します。ほかに生活習慣病なども予防・改善。

F キウイフルーツのポリフェノール
抗酸化作用で活性酸素を除去し、老化を防止。特に種にポリフェノール、ビタミンEが多いといわれています。

【材料】でき上がり 200～300㎖

	ミキサー	ジューサー
アボカド	½個（70g）	¾個（100g）
トマト	½個（70g）	⅔個（100g）
キウイフルーツ	1個（100g）	1½個（150g）
レモン汁	小さじ2	小さじ2

【作り方】
アボカドはひと口大に切り、皮をむく。トマトはヘタを取り、ひと口大に切る。キウイは皮をむき、ひと口大に切る。ミキサーにすべての材料を入れ、なめらかになるまで撹拌する。

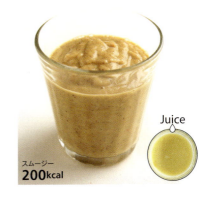

スムージー **200kcal** / Juice

胃腸の調子を整える

消化がよく、高たんぱくの野菜と果物で胃液の分泌を高め、胃腸を丈夫に

ビタミンA・C・E・U

胃腸にいい代表野菜のキャベツをメインに
ビタミンC・Eを含む食べ合わせで

キャベツ + パイナップル + アボカド

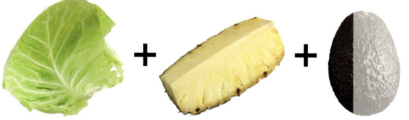

F キャベツのイソチオシアネート
キャベツやブロッコリーなどに含まれる辛み成分。
抗酸化力が強く、消化液の分泌を促進します。

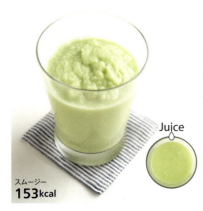

スムージー
153kcal

Juice

【材料】でき上がり 200〜300㎖

	ミキサー	ジューサー
キャベツ	60g	90g
パイナップル	90g	130g
アボカド	1/3個 (50g)	3/5個 (80g)
水	30㎖	

【作り方】
キャベツはざく切りにする。パイナップルはひと口大に切り、芯を取り除き皮をむく。アボカドはひと口大に切り、皮をむく。ミキサーにすべての材料を入れ、なめらかになるまで撹拌する。

消化吸収のいい食材が胃腸にグッド

食べすぎや飲みすぎで胃が重たい、ストレスで胃がキリキリするなど胃腸の痛みの原因はさまざまです。ビタミンＡ・Ｃ・Ｅを含んだものをバランスよく摂ることで不快な症状が軽減されます。また、高たんぱくで消化吸収がよく、胃への負担が少ない大根や、胃の粘膜を修復し、保護するビタミンＵを含んだキャベツなどを意識して摂るといいでしょう。

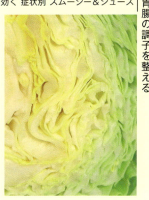

胃腸の調子を整える

ブロッコリー、いちごのビタミンＣで胃液を分泌、大根で消化を助けて

大根 + ブロッコリー + いちご

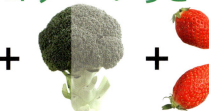

F 大根のイソチオシアネート
辛み成分の一種で抗酸化力が強く、消化液の分泌促進、がんを予防。生のほうが効率よく摂取できます。

F いちごのアントシアニン
胃腸の粘膜を保護、修復する抗潰瘍作用があるといわれています。胃への負担を軽減させます。

【材料】でき上がり 200〜300㎖

	ミキサー	ジューサー
大根	60g	90g
ブロッコリー（ゆでたもの）	⅓株（80g）	½株（120g）
いちご	4〜5粒（90g）	6〜7粒（130g）

【作り方】
大根はひと口大に切る。いちごはヘタを取る。ミキサーにすべての材料を入れ、なめらかになるまで撹拌する。

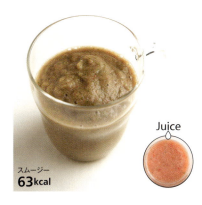

スムージー
63kcal

Juice

肩こり
血流を促すビタミンEや緊張をやわらげるビタミンBを取り入れて

| ぶどう糖 | クエン酸 | ビタミンE |

疲れを緩和するぶどう糖とクエン酸の
ダブルの効果で、がんこな肩こりを解消

ぶどう + みかん + グリーンピース

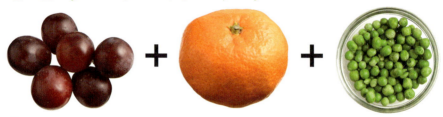

F ぶどうのポリフェノール
筋肉の疲労をやわらげたり、血行を促進
して肩こり、冷えなどを予防・改善します。

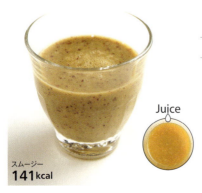

スムージー
141 kcal

【材料】でき上がり 200～300ml

	ミキサー	ジューサー
ぶどう(種なし)	6～7粒(80g)	10粒(120g)
みかん	1個(100g)	1½個(150g)
グリンピース(冷凍)	50g	70g

【作り方】
みかんは皮をむき、適当な大きさに分ける。ミキサーにすべての材料を入れ、なめらかになるまで撹拌する。
※ぶどうは皮ごと使う。

血行をよくし、筋肉のこりをほぐす

肩こりの主な原因は、血行不良による筋肉の硬直なので、血行をよくすることで緩和されます。血流を促進するビタミンEや、疲労回復効果のあるぶどう糖、疲労物質といわれている乳酸を分解するクエン酸などを積極的に摂るようにしましょう。さらには、ふだんから姿勢に気をつける、体を冷やさないことも肩こり改善につながります。

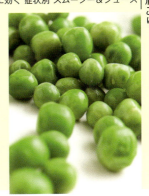

かぼちゃとアーモンドに含まれる
ビタミンEの働きでしつこい肩こりを撃退

かぼちゃ + アーモンド + 大根の葉

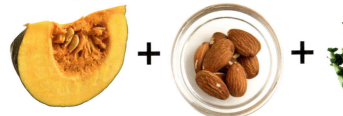

F かぼちゃのβ-カロテン
体を温めて血流をよくし、肩こりを改善します。また、血行がよくなるので冷え性の改善にもつながります。

【材料】でき上がり 200〜300㎖

	ミキサー
かぼちゃ	100g
アーモンド	30g
大根の葉	50g
水	70㎖

【作り方】
かぼちゃはワタと種を取ってひと口大に切って、水大さじ1（分量外）をふり、軽くラップをして電子レンジで3分加熱する。ミキサーにすべての材料を入れ、なめらかになるまで撹拌する。

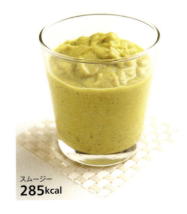

スムージー
285kcal

加齢臭

皮脂の酸化を防ぎ、腸内の善玉菌を増やし、気になる臭いをとことん退治！

| ビタミンC・E | カテキン | 乳酸菌 |

抗菌作用のある緑茶やココナッツオイル、青じそをプラスし、臭わない体作りを

青じそ + 緑茶 + アボカド + ココナッツオイル + メープルシロップ

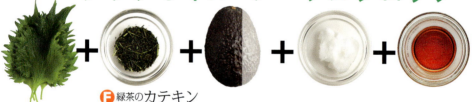

F 緑茶のカテキン
ポリフェノールの一種。臭いを中和する働きがあり、加齢臭や口臭を予防します。

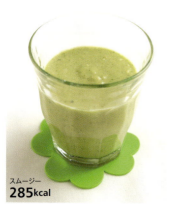

スムージー
285kcal

【材料】でき上がり 200〜300㎖

	ミキサー
青じそ	4枚
緑茶	小さじ2
アボカド	⅔個（90g）
ココナッツオイル	小さじ2
メープルシロップ	小さじ2
レモン汁	小さじ2

【作り方】
アボカドはひと口大に切り、皮をむく。緑茶は100㎖の水（分量外）に約5分浸す。ミキサーにすべての材料を入れ、なめらかになるまで攪拌する。

加齢臭

迷惑な臭いは男性だけでなく、女性にも！

加齢臭とは文字通り年齢を重ねると出てくる臭いのことで、男性だけではなく、女性にもあります。加齢臭は活性酸素が増えて皮脂が酸化することで起こるので、皮脂を過剰に分泌させないことが大切。皮脂の酸化を止める効果があるポリフェノールや、腸内の悪玉菌を減らす乳酸菌、老化を防ぐビタミンC・Eなどを摂り入れ、体の中から対策をしましょう。

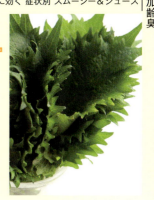

ビタミンCやヨーグルトの乳酸菌が
腸内環境を整え、皮脂の酸化も予防

カリフラワー + オレンジ + ヨーグルト

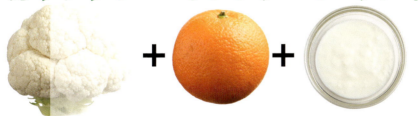

Memo カリフラワー
ビタミンCが多く含まれているので、抗酸化作用があり、加齢臭を抑えます。

【材料】でき上がり 200〜300ml

	ミキサー	ジューサー
カリフラワー（ゆでたもの）	1/3株（80g）	1/2株（120g）
オレンジ	1個（100g）	1 2/3個（150g）
プレーンヨーグルト	50g	80g

【作り方】
オレンジは皮をむき、適当な大きさに切る。ミキサーにすべての材料を入れ、なめらかになるまで攪拌する。

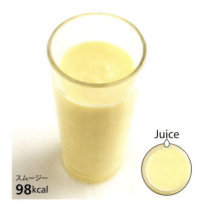

スムージー **98kcal**

Juice

がん予防

免疫力をアップさせ、がんの元凶ともいわれる活性酸素を作らない!

ビタミンA・C・E

細菌やウイルスからの感染を防ぐために
ビタミンA・Cをしっかり摂って

トマト + モロヘイヤ + オレンジ

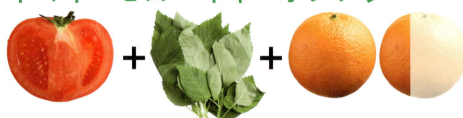

F トマトのリコピン
強力な抗酸化作用があり、活性酸素を除去し、がんを予防します。特に前立腺がんの予防にいいといわれています。

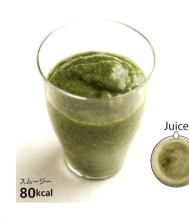

スムージー
80kcal

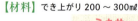
Juice

【材料】でき上がり 200～300㎖

	ミキサー	ジューサー
トマト	½個(70g)	⅔個(100g)
モロヘイヤ(葉のみ)	½束(30g)	1束(50g)
オレンジ	1⅓個(120g)	2個(180g)

【作り方】
トマトはヘタを取り、ひと口大に切る。オレンジは皮をむき、適当な大きさに切る。ミキサーにすべての材料を入れ、なめらかになるまで撹拌する。

がん予防には免疫力アップが不可欠

がん予防には免疫力を高めることが大事ですが、それには免疫細胞の60%が存在するという腸内の健康を維持することが肝心です。ただ、残念なことに免疫細胞は加齢とともに低下し、がんになるリスクも高まることになります。がんの抑制効果があるビタミンA・C・Eや、抗酸化作用が強いフィトケミカルを摂り、腸内の免疫力をアップさせましょう。

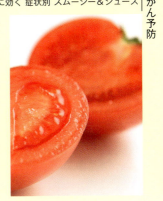

がん細胞の増加を抑える白菜に免疫力を高めるしょうがとお茶をプラス

白菜 + しょうが + 緑茶 + はちみつ

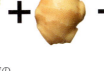

F 白菜のグルコブラシシン
発がん性物質が増えるのを抑制し、がん予防が期待できます。

F しょうがのジンゲロール
ポリフェノールの一種。免疫力を高め、がんを予防します。

F 緑茶のカテキン
強力な抗酸化作用があり、がん細胞が増えるのを抑制します。

【材料】でき上がり 200〜300㎖

	ミキサー	ジューサー
白菜	100g	150g
しょうが	1かけ(15g)	1⅓かけ(20g)
緑茶	2g	2g
はちみつ	大さじ1	大さじ1
水	120㎖	150㎖

【作り方】
白菜はざく切りにする。しょうがは薄切りにする。緑茶は水に約5分浸す。ミキサーにすべての材料を入れ、なめらかになるまで攪拌する。

※しょうがは皮ごと使う。

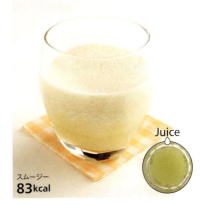

スムージー **83kcal**　Juice

高血圧

高血圧は病気の元凶。塩分は少なめ、
食物繊維をしっかり摂ることがポイント

| カリウム | 食物繊維 |

カリウムを多く含む三つ葉ときな粉に
食物繊維たっぷりのりんごで血圧上昇を予防

三つ葉 + りんご + きな粉

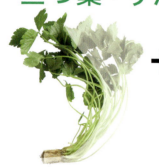 + 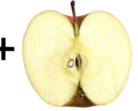 +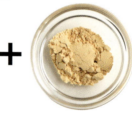

F りんごのポリフェノール

悪玉コレステロール値を下げ、高血圧を予防・改善します。皮の内側に含まれているので皮ごとがおすすめ。

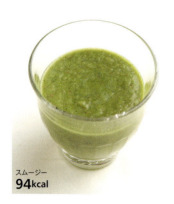

スムージー
94kcal

【材料】でき上がり 200〜300㎖

	ミキサー
三つ葉	½束(20g)
りんご	½個(120g)
きな粉	大さじ1
水	60㎖

【作り方】

三つ葉は根元を切り落とし、ざく切りにする。りんごは芯を取り除き、ひと口大に切る。ミキサーにすべての材料を入れ、なめらかになるまで攪拌する。

※りんごは皮ごと使う。

体内の塩分排出が高血圧の予防・改善に

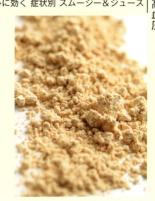

塩分の摂りすぎが主な原因の高血圧。放っておくと心筋梗塞や脳卒中、動脈硬化など深刻な病気を招きます。塩分を控えるのはもちろんのこと、体内の余計な塩分を排出するカリウムを多く含むもの、食物繊維が豊富な食材を摂ることが予防・改善につながります。決まった症状がないので日頃から定期的に健診を受けることも必要です。

きゅうりやメロンなどウリ科の野菜や果物が余分な塩分を体外に排出

きゅうり + メロン + グレープフルーツ

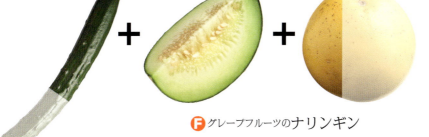

F グレープフルーツの**ナリンギン**
高血圧を予防・改善しますが、高血圧の薬を飲んでいる人は医師と相談して組み合わせてください。

【材料】でき上がり 200〜300mℓ

	ミキサー	ジューサー
きゅうり	⅗本 (60g)	1本 (90g)
メロン	80g	120g
グレープフルーツ（ホワイト）	⅓個 (80g)	½個 (120g)

【作り方】
きゅうりはひと口大に切る。メロンはワタと種を取って皮をむき、ひと口大に切る。グレープフルーツは皮をむき、適当な大きさに切る。ミキサーにきゅうりとグレープフルーツを入れ、撹拌する。メロンを加え、なめらかになるまで撹拌する。

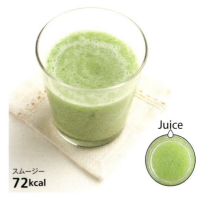

スムージー
72kcal

Juice

高血糖

糖質の少ない野菜や果物を使って血糖値を上げないことが大切

[食物繊維]

トマトやりんごは血糖値の上昇を防ぎ、糖尿病の予防・改善にも◎

ミニトマト + りんご + いちご

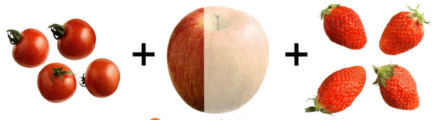

F りんごのペクチン
食物繊維の一種。血糖値の上昇を抑制したり、疲労回復や体力増強、腸内環境を整えます。

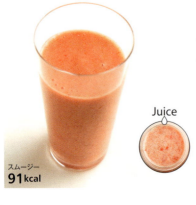

スムージー **91kcal**

【材料】でき上がり 200〜300㎖

	ミキサー	ジューサー
ミニトマト	4〜5個(70g)	6〜7個(100g)
りんご	1/3個(80g)	1/2個(120g)
いちご	4粒(80g)	6粒(120g)

【作り方】
ミニトマトはヘタを取り、半分に切る。りんごは芯を取り除き、ひと口大に切る。いちごはヘタを取る。ミキサーにすべての材料を入れ、なめらかになるまで撹拌する。

※りんごは皮ごと使う。

血糖値をコントロールして予防・改善

血糖値が高いと糖尿病になる危険性が大きくなり、放置していると脳卒中や心筋梗塞など糖尿病によるさまざまな合併症のリスクも高くなります。食物繊維が豊富なもの、食後血糖値の上昇度を示す"ＧＩ値"が低いトマトやりんごなどの低ＧＩ値食品、糖質の低い野菜と果物で、血糖値の急激な上昇を防ぎ、しっかりとコントロールしましょう。

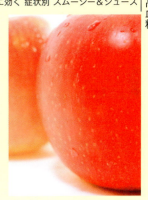

レタスとグレープフルーツで食物繊維たっぷり。ＧＩ値が低い豆乳を加えれば完璧

レタス + グレープフルーツ + 豆乳

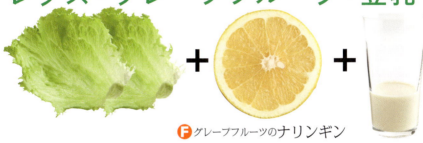

F グレープフルーツの**ナリンギン**
ポリフェノールの一種。抗酸化作用があり、高脂血症を予防・改善。脂肪の分解を促進する働きがあります。

【材料】でき上がり 200～300ml

	ミキサー	ジューサー
レタス	2枚（40g）	3枚（60g）
グレープフルーツ（ホワイト）	½個（120g）	¾個（180g）
豆乳	50ml	70ml

【作り方】
レタスは適当な大きさにちぎる。グレープフルーツは皮をむき、適当な大きさに切る。ミキサーにすべての材料を入れ、なめらかになるまで攪拌する。

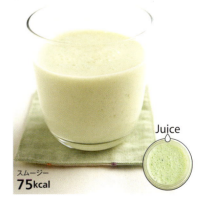

スムージー
75kcal

Juice

口内炎

栄養不足やストレスが原因の口内炎は
豊富なビタミンで炎症を抑える

ビタミンA・B₂・B₆・C・E

粘膜を保護し、正常に保つビタミンAと
粘膜を強くするビタミンCの組み合わせ

ほうれん草 + アボカド + いちご

Ｆ ほうれん草のクロロフィル
別名、葉緑素と呼ばれ、強い抗酸化作用や殺菌作用があり、口内炎などを予防します。

Ｆ いちごのアントシアニン
ポリフェノールの一種。抗炎症作用や抗酸化作用などがあり、口内炎などの予防にいいといわれています。

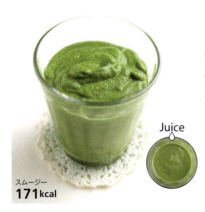

スムージー
171kcal

Juice

【材料】でき上がり 200～300mℓ

	ミキサー	ジューサー
ほうれん草	¼束(50g)	⅖束(80g)
アボカド	½個(70g)	⅘個(110g)
いちご	4粒(80g)	6粒(120g)
レモン汁	小さじ2	小さじ2

【作り方】
ほうれん草はざく切りにする。アボカドはひと口大に切り、皮をむく。ミキサーにすべての材料を入れ、なめらかになるまで攪拌する。

ビタミン群を摂って粘膜を保護して

口内炎は口の内部で起こる炎症のことですが、栄養不足や精神的なストレスが主な原因といわれています。できる箇所によって痛みが違いますが、一般的には1、2週間で治ります。粘膜を保護し、炎症を抑えるビタミンA・B_2・B_6、粘膜を強化するビタミンCを摂るようにしましょう。口内を清潔に保つことも大切です。老化防止のビタミンEもおすすめ。

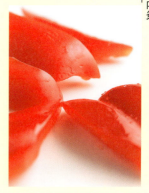

ビタミンB_2・B_6・Eが豊富な食材が皮膚や粘膜の健康維持に活躍

赤パプリカ+ミニトマト+夏みかん+バナナ

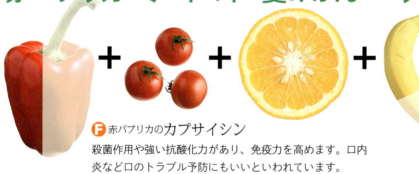

F 赤パプリカのカプサイシン
殺菌作用や強い抗酸化力があり、免疫力を高めます。口内炎など口のトラブル予防にもいいといわれています。

【材料】でき上がり 200〜300ml

	ミキサー	ジューサー
赤パプリカ	1/3個(40g)	1/2個(60g)
ミニトマト	3〜4個(50g)	4〜5個(70g)
夏みかん	1/2個(80g)	3/4個(120g)
バナナ	1/2本(50g)	2/3本(70g)

【作り方】
パプリカはワタと種を取り、ひと口大に切る。ミニトマトはヘタを取り、半分に切る。夏みかんは皮をむき、適当な大きさに切る。バナナは皮をむき、ひと口大に切る。ミキサーにすべての材料を入れ、なめらかになるまで攪拌する。

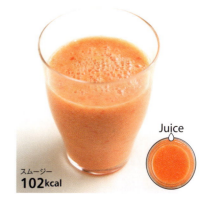

スムージー **102kcal** / Juice

更年期障害

ホルモンの乱れを整える食材で
不快な更年期の症状をやわらげて

| カルシウム | ビタミンD | イソフラボン |

抗酸化力の強いモロヘイヤと、更年期障害の症状をやわらげる効果があるザクロを

モロヘイヤ + ザクロ + ヨーグルト

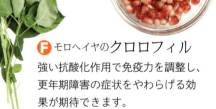

F モロヘイヤのクロロフィル
強い抗酸化作用で免疫力を調整し、更年期障害の症状をやわらげる効果が期待できます。

F ザクロのタンニン
ポリフェノールの一種。生活習慣病の予防や改善、肌の引き締めや美白効果の期待も。

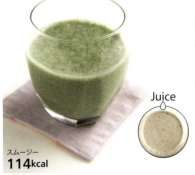

スムージー
114kcal

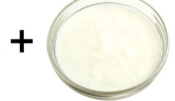

Juice

【材料】でき上がり 200〜300㎖

	ミキサー	ジューサー
モロヘイヤ(葉のみ)	1/3束(20g)	1/2束(30g)
ザクロ(実のみ)	80g	100g
プレーンヨーグルト	100g	150g
水	40㎖	50㎖

【作り方】
ミキサーにすべての材料を入れ、なめらかになるまで撹拌する。

女性ホルモンを補って更年期をすっきり

イライラや憂うつ、ほてり、のぼせなどさまざまな症状が出る更年期障害は、女性ホルモンのエストロゲンの減少によるホルモンバランスの乱れが原因。女性ホルモンをキープさせるといわれているビタミンDやイライラを解消するカルシウム、エストロゲンと似た働きをするイソフラボンをしっかり摂取して、つらい更年期の症状を予防、撃退しましょう。

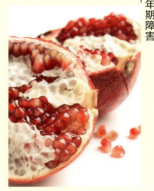

カルシウム豊富な小松菜に、ココアと黒ごま、イソフラボンたっぷりの豆乳でコクをアップ

小松菜 + ココア + 黒ごま + 豆乳

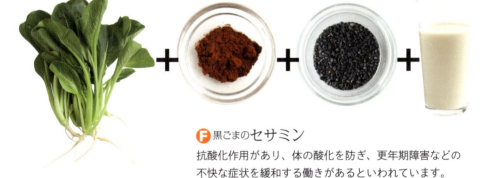

F 黒ごまのセサミン
抗酸化作用があり、体の酸化を防ぎ、更年期障害などの不快な症状を緩和する働きがあるといわれています。

【材料】でき上がり 200〜300㎖

	ミキサー
小松菜	1/3束（70g）
ココア	小さじ1
黒ごま	大さじ1
豆乳	140㎖

【作り方】

小松菜は根元を切り落とし、ざく切りにする。ミキサーにすべての材料を入れ、なめらかになるまで攪拌する。

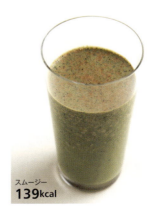

スムージー
139kcal

骨粗しょう症

骨密度の低下を防ぎ、骨を丈夫にし、
いつまでも自分の足で元気に歩く

| カルシウム | ビタミンD | マグネシウム |

牛乳を多めに使ってしっかりカルシウムを摂取。
加齢に伴う骨のもろさをカバー

モロヘイヤ + 干し柿 + 牛乳

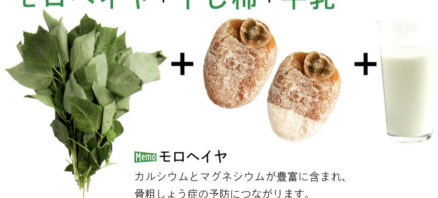

Memo モロヘイヤ
カルシウムとマグネシウムが豊富に含まれ、骨粗しょう症の予防につながります。

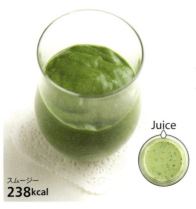

スムージー
238kcal

【材料】でき上がり 200〜300mℓ

	ミキサー	ジューサー
モロヘイヤ（葉のみ）	2/3束（40g）	1束（60g）
干し柿	1 2/3個（50g）	2 1/3個（70g）
牛乳	120mℓ	180mℓ

【作り方】
干し柿はヘタを取り、適当な大きさに切る。ミキサーにすべての材料を入れ、なめらかになるまで攪拌する。

カルシウムの吸収が骨を強くする

骨密度は加齢とともに低下します。特に女性は、閉経後に女性ホルモンの分泌が少なくなり、骨に含まれるミネラルの量も急速に減少していきます。骨粗しょう症は自覚がなく、ジワジワ進行していくので、日頃から意識して骨を丈夫にするカルシウムや、カルシウムの吸収をサポートするビタミンD、骨の形成を助けるマグネシウムも摂りましょう。

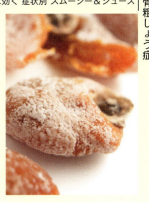

マグネシウムを含む枝豆をメインに
カルシウムの多いキウイフルーツをまるごと

枝豆 + キウイフルーツ + 豆乳

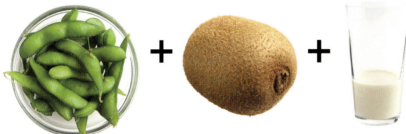

F 枝豆のイソフラボン
イソフラボンは女性ホルモンのエストロゲンに似た働きをし、カルシウムの減少を防ぐ働きがあるといわれています。

【材料】でき上がり 200〜300ml

	ミキサー	ジューサー
枝豆（ゆでてサヤから出したもの）	70g	100g
キウイフルーツ	1個（100g）	1½個（150g）
豆乳	50ml	75ml

【作り方】
キウイは皮をむき、ひと口大に切る。ミキサーにすべての材料を入れ、なめらかになるまで攪拌する。

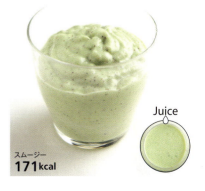

スムージー
171kcal

Juice

コレステロール・中性脂肪

中性脂肪を減らし、隠れ肥満を解消。
体の中から、すっきりスリムに

| 食物繊維 | ビタミンE | レシチン | たんぱく質 |

食物繊維の代表選手、ごぼうとりんごに
オリーブ油のレシチンで、コレステロールの吸収を抑制

黄パプリカ + ごぼう + りんご + オリーブ油

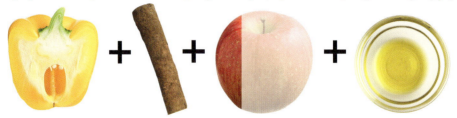

F ごぼうの**クロロゲン酸**
ポリフェノールの一種。脂肪の蓄積を抑え、コレステロールの吸収を抑制して脂肪肝を予防します。

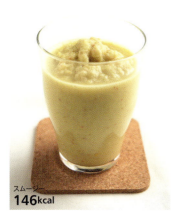

スムージー
146kcal

【材料】でき上がり 200〜300㎖

	ミキサー
黄パプリカ	½個(60g)
ごぼう (ゆでたもの)	⅓本(60g)
りんご	⅖個(100g)
オリーブ油	小さじ1
レモン汁	大さじ1
水	20㎖

【作り方】
パプリカはヘタと種を取ってひと口大に切る。りんごは芯を取り除き、ひと口大に切る。ミキサーにすべての材料を入れ、なめらかになるまで攪拌する。
※りんごは皮ごと使う。

食物繊維とレシチンで中性脂肪減！

暴飲暴食や運動不足などが原因で中性脂肪値が高くなり、体脂肪として蓄積され、肥満に。一般的に中性脂肪値が高い人は悪玉コレステロール値が高いことが多く、注意が必要です。コレステロールの吸収を抑制する食物繊維、コレステロールの排出を促すレシチン、コレステロールが酸化するのを防ぐビタミンE、また、植物性たんぱく質を摂ることが大切。

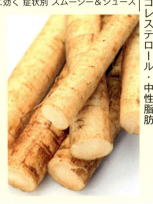

コレステロール・中性脂肪

ビタミンEの多いパセリをたっぷり入れて。りんごとはちみつで飲みやすく

きゅうり＋パセリ＋りんご＋はちみつ

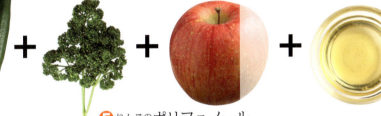

F りんごのポリフェノール
悪玉コレステロール値を改善し、血管内に脂肪が溜まるのを防ぐ働きがあるといわれています。

【材料】でき上がり 200〜300ml

	ミキサー	ジューサー
きゅうり	3/5本(60g)	1本(90g)
パセリ	1本(5g)	1 3/5本(8g)
りんご	2/3個(150g)	1個(220g)
りんご酢	小さじ1	小さじ1
はちみつ	大さじ1	大さじ1

【作り方】
きゅうりはひと口大に切る。りんごは芯を取り除き、ひと口大に切る。ミキサーにきゅうりとりんご酢を入れ、撹拌する。パセリとりんご、はちみつを加え、なめらかになるまで撹拌する。

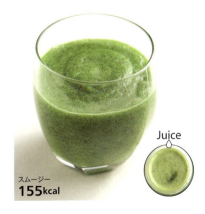

スムージー **155kcal**

Juice

ストレス解消

神経の高まりを抑え、精神を安定させて心身ともにリラックスを

| カルシウム | ビタミンC | たんぱく質 |

カルシウムとビタミンCが豊富な食材とゆずの香りで気分を落ち着かせて

菜の花 + グレープフルーツ + ゆず

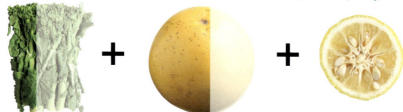

F グレープフルーツの**クエン酸**
体内の疲労物質である乳酸の代謝をアップし、ストレスや疲労の解消につながります。

【材料】でき上がり 200〜300mℓ

	ミキサー	ジューサー
菜の花	1/3束(60g)	1/2束(90g)
グレープフルーツ（ホワイト）	3/5個(150g)	1個(230g)
ゆずの搾り汁	大さじ1	大さじ1
水	30mℓ	

【作り方】
菜の花はさっとゆで、ざく切りにする。グレープフルーツは皮をむき、適当な大きさに切る。ミキサーにすべての材料を入れ、なめらかになるまで撹拌する。

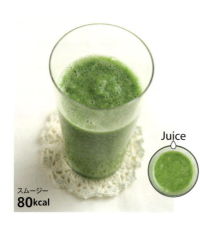

Juice

スムージー
80kcal

自律神経を整えてストレスから解放！

過度なストレスは自律神経の乱れを引き起こし、体にさまざまな不調をきたします。イライラ解消に欠かせないカルシウム、精神を安定させ、リラックス効果のあるビタミンCなどを上手に摂取しましょう。また、ストレスを受けるとたんぱく質が消費されます。良質のたんぱく質を意識して摂りましょう。日頃からストレスをため込まないことも大切です。

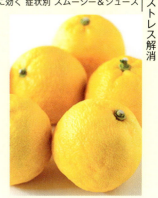

ストレス解消

神経の興奮を鎮めるセロリに
カルシウム豊富な牛乳で気持ちを安らかに

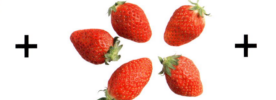

セロリ + いちご + 牛乳

F セロリのアピイン
ポリフェノールの一種。気持ちをリラックスさせ、イライラを鎮める効果が期待されています。

【材料】でき上がり 200〜300ml

	ミキサー	ジューサー
セロリ	2/5本（60g）	2/3本（90g）
いちご	5粒（100g）	7〜8粒（150g）
牛乳	60ml	90ml

【作り方】
セロリは適当な長さに切る。いちごはヘタを取る。ミキサーにすべての材料を入れ、なめらかになるまで撹拌する。

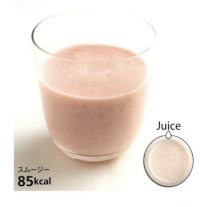

スムージー
85kcal

Juice

生理痛

血行をよくする鉄分やイライラ解消にいい野菜と果物で、頭痛や腹痛などを撃退

| 鉄分 | カルシウム | ビタミンB群 |

ビタミンB群が豊富なバナナと鉄分たっぷりのドライフルーツで生理痛独特の痛みを解消

水菜 + バナナ + ドライいちじく

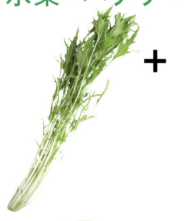

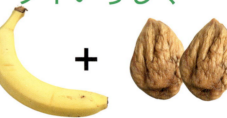

Memo ドライいちじく
女性ホルモンに似た働きをする成分が含まれています。また、食物繊維が多く、便秘の改善にも。

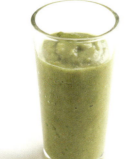

スムージー
185kcal

【材料】でき上がり 200〜300㎖

	ミキサー
水菜	¼束（50g）
バナナ	1本（100g）
ドライいちじく	2個（30g）
水	60㎖

【作り方】
水菜は根元を切り落とし、ざく切りにする。バナナは皮をむき、ひと口大に切る。ミキサーにすべての材料を入れ、なめらかになるまで撹拌する。

ビタミンB群やカルシウムが症状を緩和

生理がはじまると子宮内膜で「プロスタグランジン」という物質が増え、この物質が過剰に分泌されることが原因で生理痛が起こります。生理痛の症状は人によってさまざま。腹痛や腰痛、頭痛など不快な症状をやわらげるには、ビタミンB群やカルシウムを摂ることです。また、鉄分が不足すると生理痛がひどくなることもあるので注意しましょう。

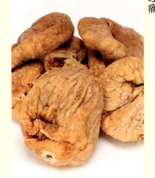

カルシウム豊富なほうれん草とヨーグルトで
生理痛のイライラ、ストレスを軽減

ほうれん草 + ヨーグルト + ピーナッツバター

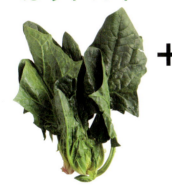
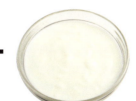
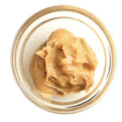

Memo ヨーグルト
乳酸菌が腸内細菌の働きを助け、胃腸の調子を整えるほか、便秘の改善にも効果的です。

【材料】でき上がり200～300mℓ

	ミキサー	ジューサー
ほうれん草	1/3束(60g)	1/2束(90g)
プレーンヨーグルト	120g	180g
ピーナッツバター	30g	30g
水	30mℓ	30mℓ

【作り方】
ほうれん草はざく切りにする。ミキサーにすべての材料を入れ、なめらかになるまで撹拌する。

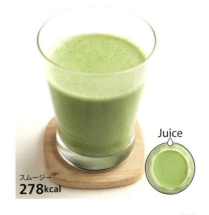

スムージー
278kcal

Juice

疲れ目

眼精疲労にいいアントシアニンや
粘膜を保護するビタミンA・Cで疲れ知らず

| ビタミンA・B₁・C | アントシアニン |

ブルーベリーのビタミンCとアントシアニンが
ドライアイや疲れ目を予防・改善

ブルーベリー + オレンジ + 小松菜

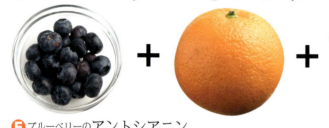

F ブルーベリーのアントシアニン
抗酸化作用があり、視力の改善作用や
活性酸素を取り除く働きがあります。

【材料】でき上がり 200〜300㎖

	ミキサー	ジューサー
ブルーベリー	60g	90g
オレンジ	1個（90g）	1 3/5 個（140g）
小松菜	1/3束（60g）	1/2束（90g）
水	20㎖	

【作り方】
オレンジは皮をむき、適当な大きさに切る。小松菜は根元を切り落とし、ざく切りにする。ミキサーにすべての材料を入れ、なめらかになるまで撹拌する。

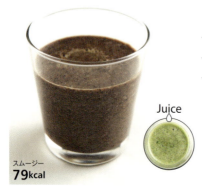

スムージー **79kcal**

酷使しがちな目にはビタミンAなどが有効

パソコンやスマートフォンを長時間見ることが多い現代は、知らないうちに目を酷使していることがあり、それが疲れ目の原因になっていることも。粘膜を保護するビタミンAや、視神経を強くするビタミンB$_1$、目の水晶体に含まれているビタミンC、眼精疲労を緩和し、目の活力を促進させるアントシアニンを含んだ食材を進んで摂取しましょう。

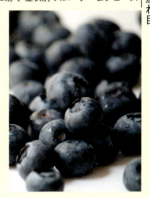

粘膜を保護するビタミンAが摂れる1杯。はちみつをプラスして飲みやすく

にんじん + 赤パプリカ + はちみつ

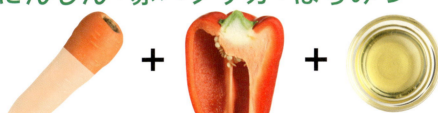

F にんじんのβ-カロテン
β-カロテンは体内でビタミンAに変化。ビタミンAは目の粘膜を保護し、網膜を健康に保ちます。

【材料】でき上がり 200〜300㎖

	ミキサー	ジューサー
にんじん	1/3本 (60g)	4/5本 (150g)
赤パプリカ	1/2個 (60g)	1・1/4個 (150g)
はちみつ	大さじ1	大さじ1
レモン汁	大さじ1	大さじ1
水	70㎖	

【作り方】
にんじんはひと口大に切り、パプリカはヘタと種を取ってひと口大に切る。ミキサーににんじんとレモン汁を入れ、撹拌する。パプリカとはちみつ、水を加え、なめらかになるまで撹拌する。

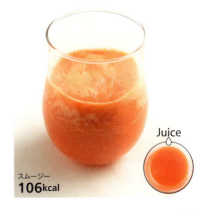

スムージー **106kcal** / Juice

動脈硬化

コレステロールや中性脂肪をためない
食材で血管をしなやかに

食物繊維　ビタミンE　オレイン酸

ごぼうの食物繊維＆フィトケミカルと
オリーブ油のビタミンE、オレイン酸パワーで

ごぼう + りんご + ヨーグルト + オリーブ油

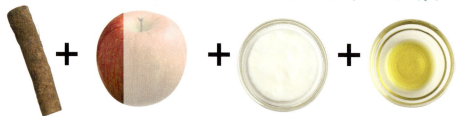

F ごぼうの**クロロゲン酸**
ポリフェノールの一種。血液サラサラ効果があるといわれ、動脈硬化の予防に期待がもてます。

F りんごの**ペクチン**
血中の悪玉コレステロール値を下げ、動脈硬化や心筋梗塞などを予防します。

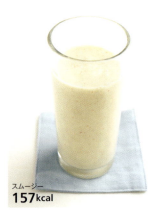

スムージー
157kcal

【材料】でき上がり200〜300㎖

	ミキサー
ごぼう（ゆでたもの）	¼本(50g)
りんご	⅖個(100g)
プレーンヨーグルト	60g
オリーブ油	小さじ1
水	20㎖

【作り方】
りんごは芯を取り除き、ひと口大に切る。ミキサーにすべての材料を入れ、なめらかになるまで撹拌する。

※りんごは皮ごと使う。

体と心に効く 症状別 スムージー&ジュース｜動脈硬化

血流を促す野菜と果物をたっぷりと

動脈硬化は動脈にコレステロールや中性脂肪が蓄積してかたくなったり、詰まったりして血流が悪くなり、進行すると死に至ることもある恐ろしい病気。コレステロール値を正常化して、動脈硬化を予防する食物繊維、血中の悪玉コレステロールを減らすオレイン酸や、抗酸化作用が強いビタミンEを含む野菜や果物を摂取することが予防のひとつです。

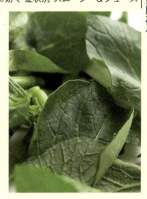

食物繊維が豊富なパイナップルと
ビタミンたっぷりのアボカドで健康な血管に

小松菜 + パイナップル + アボカド

F 小松菜のクロロフィル
葉緑素と呼ばれ、強力な抗酸化作用や殺菌作用、血中のコレステロール値を下げる働きがあります。

F アボカドのルチン
強い抗酸化力があり、ビタミンCの働きを助けて毛細血管を強化し、動脈硬化などを予防します。

【材料】でき上がり 200〜300㎖

	ミキサー	ジューサー
小松菜	¼束（50g）	⅓束（70g）
パイナップル	80g	120g
アボカド	⅖個（60g）	⅔個（90g）
ライムの搾り汁	小さじ2	小さじ2
水	30㎖	50㎖

【作り方】
小松菜は根元を切り落とし、ざく切りにする。パイナップルはひと口大に切り、芯を取り除き皮をむく。アボカドはひと口大に切り、皮をむく。ミキサーにすべての材料を入れ、なめらかになるまで攪拌する。

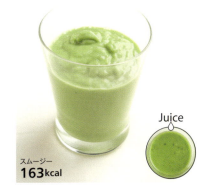

スムージー **163kcal**　Juice

認知症

抗酸化作用のあるビタミンEや
中鎖脂肪酸などで脳をいきいき活性化！

| ビタミン B₁・E | カルシウム | マグネシウム |

脳の栄養不足を改善する中鎖脂肪酸を含む
ココナッツオイルを加えて

かぼちゃ + 黒ごま + コーヒー + コンデンスミルク + ココナッツオイル

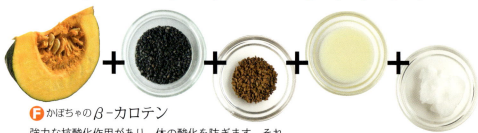

F かぼちゃのβ-カロテン
強力な抗酸化作用があり、体の酸化を防ぎます。それにより認知症の予防にも効果があるとされています。

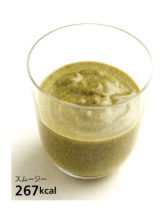

スムージー
267 kcal

【材料】でき上がり 200～300mℓ

	ミキサー
かぼちゃ	80g
黒ごま	大さじ1
コーヒー	小さじ1
コンデンスミルク	大さじ1
ココナッツオイル	小さじ2

【作り方】
かぼちゃはワタと種を取ってひと口大に切り、水大さじ1（分量外）をふり、軽くラップをして電子レンジで2分半加熱する。コーヒーは水100mℓ（分量外）で溶く。ミキサーにすべての材料を入れ、なめらかになるまで撹拌する。

認知症は予防をいちばんに心がける

認知症は、なんらかの原因で脳の細胞が死んだり、働きが鈍くなり日常生活に支障が出る症状や状態をいいます。軽度の認知症であれば改善することもありますが、予防が何より大切。脳細胞の酸化を防ぐビタミンEや、牛乳や乳製品などカルシウム、マグネシウムが豊富な食品が認知症を予防するという研究結果もあるので、進んで摂りましょう。

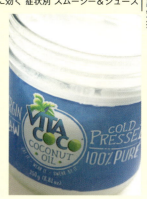

脳細胞の酸化を防ぐビタミンEを
豊富に含んだブルーベリーをたっぷり

セロリ ＋ ブルーベリー ＋ 牛乳

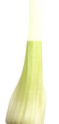 ＋ 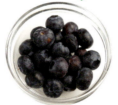 ＋

F ブルーベリーのアントシアニン
ポリフェノールの一種。紫色の色素のことで、老化防止や脳のストレスを緩和する働きがあります。

【材料】でき上がり 200〜300ml

	ミキサー	ジューサー
セロリ	2/5本 (60g)	2/3本 (90g)
ブルーベリー	80g	120g
牛乳	80ml	120ml

【作り方】
セロリは適当な長さに切る。ミキサーにすべての材料を入れ、なめらかになるまで攪拌する。

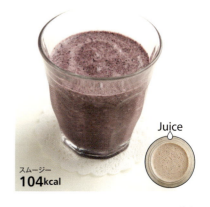

スムージー
104kcal

冷え性

血行をよくし、体を温める食材を使って
体の中からポカポカに

| ビタミンE | アリシン | クエン酸 |

玉ねぎのアリシンで血行を促進。
かぼちゃのビタミンE、黒酢のクエン酸効果も

かぼちゃ + 玉ねぎ + 柿 + 黒酢

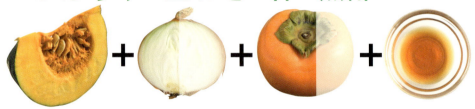

F 玉ねぎのアリシン
イオウ化合物の一種。香りが強いのが特徴です。血流の改善や生活習慣病などを予防します。

【材料】でき上がり 200～300mℓ

	ミキサー	ジューサー
かぼちゃ	70g	100g
玉ねぎ	1/4個（50g）	1/3個（70g）
柿	3/5個（100g）	4/5個（150g）
黒酢	小さじ1	小さじ1
水	40mℓ	

【作り方】
かぼちゃはワタと種を取ってひと口大に切り、水大さじ1（分量外）をふり、軽くラップをして電子レンジで2分半加熱する。玉ねぎは皮をむいてひと口大に切り、軽くラップをして電子レンジで約2分加熱する。柿は皮をむいてヘタと種を取り、ひと口大に切る。ミキサーにすべての材料を入れ、なめらかになるまで攪拌する。

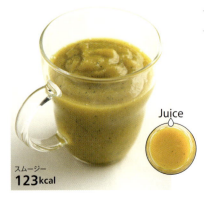

Juice

スムージー
123kcal

冷え性から進む症状もあるので要注意

冷え性は女性に多く、血行不良やホルモン、自律神経のバランスの乱れが主な原因です。血行を促進するビタミンE、新陳代謝を高めるアリシン、血流をよくするクエン酸を摂りましょう。冷え性は病気ではありませんが、放っておくと肩こりや腰痛、むくみ、不眠などの原因にもなりかねません。「たかが冷え性」と侮らず、早め早めの予防が大切です。

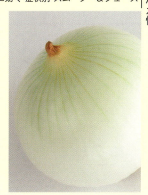

ビタミンEがずば抜けて多いアーモンドとアボカドの組み合わせはコクのある味わい

アボカド + にんじん + アーモンド + 豆乳

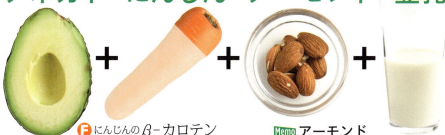

F にんじんのβ-カロテン
β-カロテンは体内でビタミンAに変化。ビタミンAは免疫力を高めます。

Memo アーモンド
ビタミンEには血行促進作用があり、冷え性の予防・改善に効果的です。

【材料】でき上がり 200〜300mℓ

	ミキサー
アボカド	½個 (70g)
にんじん	¼本 (50g)
アーモンド	20g
豆乳	100mℓ
レモン汁	小さじ2

【作り方】
アボカドはひと口大に切り、皮をむく。にんじんはひと口大に切る。ミキサーににんじんとレモン汁を入れ、攪拌する。アーモンドと豆乳を加え、なめらかになるまで攪拌する。

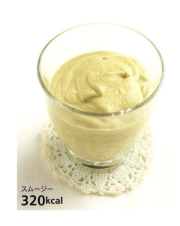

スムージー
320kcal

美肌作り

ビタミン群で肌を保護し、代謝をアップ。
しっとり、スベスベの美しい肌に

ビタミンA・B₂・B₆・C・E

にんじんのビタミンAとバナナのビタミンB₆で
紫外線に負けない肌作りを

にんじん + バナナ + 牛乳

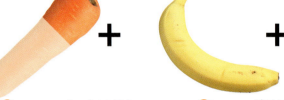

F にんじんのβ-カロテン
体内でビタミンAに変化し、皮膚の粘膜を保護し、正常に保つ働きがあります。美肌作りには欠かせません。

F バナナのポリフェノール
抗酸化作用があり、活性酸素を抑制し、シミやそばかす、たるみなど肌のトラブルを予防・改善します。

【材料】でき上がり 200〜300㎖

	ミキサー	ジューサー
にんじん	⅓本（60g）	½本（90g）
バナナ	1本（100g）	1 ½本（150g）
牛乳	60㎖	90㎖

【作り方】
にんじんはひと口大に切り、バナナは皮をむいて、ひと口大に切る。ミキサーにすべての材料を入れ、なめらかになるまで攪拌する。

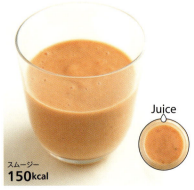

スムージー
150kcal

Juice

メラニン色素の沈着、抑制がポイント

シミやそばかす、肌荒れを改善するにはビタミンA・C・Eが欠かせません。ビタミンCは抗酸化作用があり、メラニン色素の沈着を抑制してシミやそばかすなどを防ぎます。ビタミンEは細胞の老化を防ぎ、肌のターンオーバー（肌の生まれ変わり）を促進。皮脂の過剰な分泌を抑えるビタミンB_2、B_6も一緒に摂り、ハリと潤いのある肌を目指しましょう。

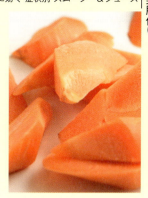

ラズベリーはビタミンCたっぷりで肌に◎。
ビタミンB_6・Eが豊富なアボカドでまろやかさをプラス

チンゲン菜＋アボカド＋ラズベリー＋はちみつ

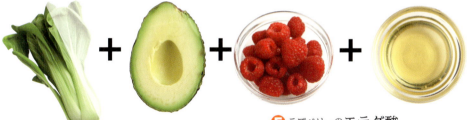

F ラズベリーのエラグ酸
ポリフェノールの一種。抗酸化作用にすぐれ、シミやそばかすなどを予防し、美肌を作る効果が期待できます。

【材料】でき上がり 200〜300㎖

	ミキサー	ジューサー
チンゲン菜	⅗株(60g)	1株(90g)
アボカド	½個(70g)	¾個(100g)
ラズベリー	50g	70g
はちみつ	大さじ1	大さじ1
レモン汁	小さじ2	小さじ2
水	50㎖	70㎖

【作り方】
チンゲン菜はざく切りにし、アボカドはひと口大に切り、皮をむく。ミキサーにすべての材料を入れ、なめらかになるまで攪拌する。

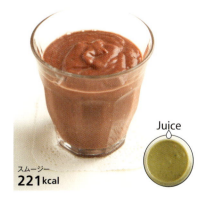

スムージー **221kcal**

Juice

疲労回復

すっきりしない疲れには、ビタミンCと
クエン酸で元気を取り戻す

| クエン酸 | ビタミンB_1・C | ムチン |

ビタミンC、クエン酸たっぷりの野菜、果物に
さらにりんご酢を加えたトリプル効果

グレープフルーツ ＋ 赤パプリカ ＋ りんご酢 ＋ はちみつ

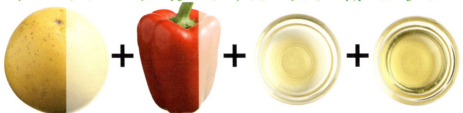

F グレープフルーツのナリンギン
ポリフェノールの一種。ペクチンやクエン酸との相乗効果で疲労回復などに期待がもてます。

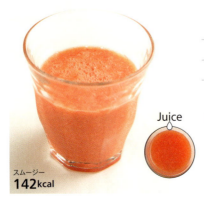

スムージー
142kcal

Juice

【材料】でき上がり 200～300mℓ

	ミキサー	ジューサー
グレープフルーツ（ホワイト）	3/5個（150g）	1個（230g）
赤パプリカ	3/5個（70g）	4/5個（100g）
りんご酢	小さじ2	小さじ2
はちみつ	大さじ1	大さじ1

【作り方】
グレープフルーツは皮をむき、適当な大きさに切る。パプリカはヘタと種を取ってひと口大に切る。ミキサーにすべての材料を入れ、なめらかになるまで撹拌する。

代謝をアップし、疲労物質をためない

睡眠不足でもないのに疲れが取れない、いつもなんとなくダルいというときにはビタミンB₁やCなどの不足が原因と考えられます。これらの栄養素を多く含む野菜と果物でエネルギーの代謝をアップさせ、さらには疲労物質を作りにくくしましょう。疲労物質を分解して体の外に出す働きをするクエン酸、長いもなどのネバネバ成分のムチンも効果的です。

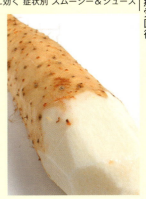

長いもに含まれるムチンは疲れを撃退。
滋養強壮効果もあり、体に元気をチャージ

長いも ＋ バナナ ＋ みかん ＋ 豆乳

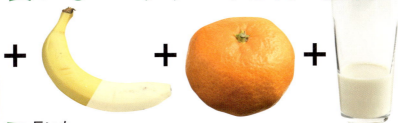

Memo 長いも
ビタミンB群・C、食物繊維、カリウムなどが豊富。疲労改善やスタミナの強化に役立ちます。

【材料】でき上がり 200～300mℓ

	ミキサー	ジューサー
長いも	50g	80g
バナナ	½本(50g)	⅘本(80g)
みかん	1個(100g)	1½個(150g)
豆乳	50mℓ	70mℓ

【作り方】
長いもはひと口大に切り、バナナは皮をむいて、ひと口大に切る。みかんは皮をむいて、適当な大きさに分ける。ミキサーにすべての材料を入れ、なめらかになるまで攪拌する。

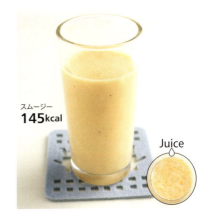

スムージー **145kcal**

Juice

貧血

鉄分が多い食材と鉄分の吸収をよくするビタミンCを組み合わせて

| 鉄分 | ビタミンC | 葉酸 |

貧血におすすめのほうれん草を摂るときはビタミンCをプラスして吸収力アップ

ほうれん草 + 柿 + オレンジ

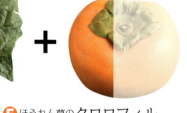
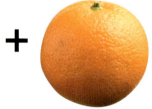

F ほうれん草の**クロロフィル**
クロロフィルに含まれる成分が全身に酸素を届ける働きがあり、貧血の改善が期待できます。

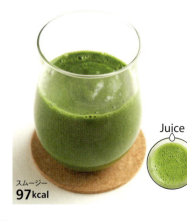

スムージー
97kcal

Juice

【材料】でき上がり 200〜300㎖

	ミキサー	ジューサー
ほうれん草	1/3束（60g）	1/2束（90g）
柿	2/5個（80g）	2/3個（120g）
オレンジ	1個（80g）	1 1/3個（120g）
水	20㎖	

【作り方】
ほうれん草はざく切りにする。柿は皮をむいてヘタと種を取り、ひと口大に切る。オレンジは皮をむき、適当な大きさに切る。ミキサーにすべての材料を入れ、なめらかになるまで攪拌する。

鉄分をしっかり摂取して血を作る

貧血は、血液中の赤血球やヘモグロビンの量が正常よりも少なくなって起こります。鉄分の不足が主な原因なので鉄分が多く含まれる食材を摂ることはもちろんのこと、鉄分の吸収を高めるビタミンCを摂取するといいでしょう。さらには、「造血のビタミン」といわれる葉酸も一緒に摂るとダブルの効果が期待できます。

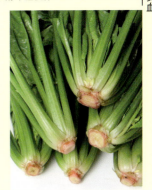

鉄分・葉酸たっぷりのパセリに甘みと酸味のある果物を組み合わせてバランスよく

パセリ + いちご + キウイフルーツ

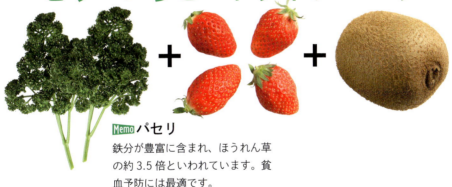

Memo パセリ
鉄分が豊富に含まれ、ほうれん草の約3.5倍といわれています。貧血予防には最適です。

【材料】でき上がり 200〜300ml

	ミキサー	ジューサー
パセリ	2本(10g)	3本(15g)
いちご	4粒(80g)	6粒(120g)
キウイフルーツ	1個(100g)	1½個(150g)
水	30ml	

【作り方】

パセリは適当な大きさにちぎる。いちごはヘタを取る。キウイは皮をむき、ひと口大に切る。ミキサーにすべての材料を入れ、なめらかになるまで攪拌する。

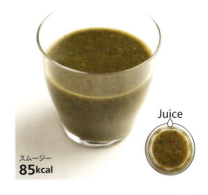

スムージー **85kcal**

Juice

不眠症

精神を安定させて、睡眠へ誘う
セロトニンを生成して質のいい眠りを

| ビタミンB6 | トリプトファン |

バナナと牛乳で気持ちを落ち着かせ
りんごの香りでスムーズに入眠できる1杯

りんご + バナナ + 牛乳

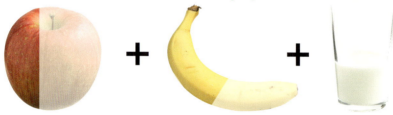

F りんごのペクチン
食物繊維の一種。疲労回復や体力増強に。りんごの香りにはリラックス効果があり、鎮静作用もあります。

Memo 牛乳
牛乳に含まれるトリプトファンは、ビタミンB6を摂ることで体内でセロトニンを生成。神経を鎮め、不眠の解消にもなります。

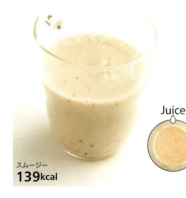

スムージー
139kcal

【材料】でき上がり 200～300㎖

	ミキサー	ジューサー
りんご	2/5個 (100g)	3/5個 (150g)
バナナ	1/2本 (50g)	2/3本 (70g)
牛乳	60㎖	90㎖

【作り方】
りんごは芯を取り除き、ひと口大に切る。バナナは皮をむき、ひと口大に切る。ミキサーにすべての材料を入れ、なめらかになるまで攪拌する。

※りんごは皮ごと使う。

精神を安定させ、リラックスするものを

「眠りたいのに眠れない」、「ぐっすり寝た気がしない」など不眠の症状はさまざまですが、精神的なストレスやなんらかの体の疾患などが原因だといわれています。精神安定に必要なセロトニンを作るビタミンB_6とトリプトファンを含むバナナ、牛乳、アーモンドなどが効果的。栄養価の高い食材同士を組み合わせ、栄養をバランスよく摂ることも大切です。

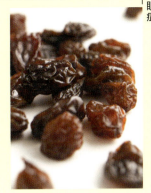

栄養価の高い食材同士の組み合わせで生活のリズムを整え、不眠を改善

さつまいも + レーズン + アーモンド + ゆず

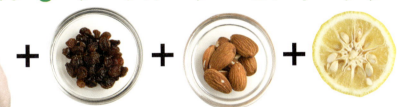

Memo さつまいも
ビタミンB_6を多く含んでいます。また、さつまいものビタミンCは糊化したでんぷんのおかげで加熱しても壊れにくいのが特徴です。

【材料】でき上がり 200〜300ml

	ミキサー
さつまいも（ゆでたもの）	1/3本（60g）
レーズン（ふやかしたもの）	20g
アーモンド	20g
ゆずの搾り汁	大さじ1
水	90ml

【作り方】
ミキサーにすべての材料を入れ、なめらかになるまで撹拌する。

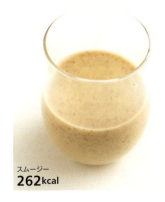

スムージー
262kcal

便秘

腸内細菌を増やす働きがある
野菜と果物でお腹の調子を整える

食物繊維 | 乳酸菌

りんごとレタスは特に食物繊維が豊富。
甘栗でとろみを出して、さらにおいしく

りんご + 甘栗 + レタス + ヨーグルト

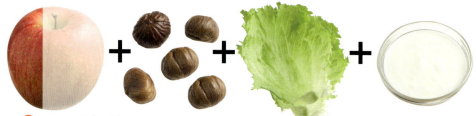

F りんごのペクチン
腸内の環境を整え、便秘の予防や改善をしたり、体内の毒素を排出したりする働きがあります。

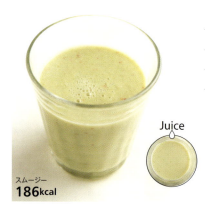

スムージー
186kcal

Juice

【材料】でき上がり 200～300㎖

	ミキサー	ジューサー
りんご	1/3個（80g）	1/2個（120g）
甘栗	5個（40g）	7～8個（60g）
レタス	40g	60g
プレーンヨーグルト	80g	120g
水	20㎖	

【作り方】
りんごは芯を取り除き、ひと口大に切る。レタスは適当な大きさにちぎる。ミキサーにすべての材料を入れ、なめらかになるまで撹拌する。

※りんごは皮ごと使う。

便秘の予防・改善には食物繊維が◎

便秘の予防、解消には食物繊維が豊富な野菜や果物が有効です。食物繊維には水溶性と不溶性がありますが、水溶性は水に溶け、便をやわらかくしてくれます。一方不溶性は腸内で膨らみ、便のカサを増やして排便を促進させます。さらに乳酸菌やビフィズス菌を豊富に含んでいるヨーグルトなどを摂ることで腸内環境をよくすることも大切です。

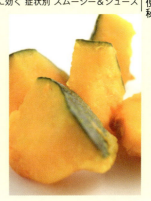

黄色いコンビのかぼちゃとバナナを使って
腹もちのいい、食べる1杯のでき上がり

かぼちゃ + バナナ + 豆乳

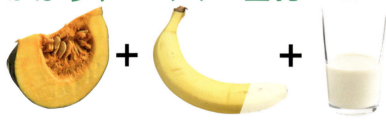

Memo バナナ
消化吸収がよく、糖質の分解を促します。また、腸の働きを活性化し、便秘の改善につながります。

【材料】でき上がり200〜300㎖

	ミキサー	ジューサー
かぼちゃ	80g	120g
バナナ	4/5本（80g）	1 1/5本（120g）
豆乳	60㎖	90㎖

【作り方】
かぼちゃはワタと種を取ってひと口大に切り、水大さじ1（分量外）をふり、軽くラップをして電子レンジで2分半加熱する。バナナは皮をむき、ひと口大に切る。ミキサーにすべての材料を入れ、なめらかになるまで攪拌する。

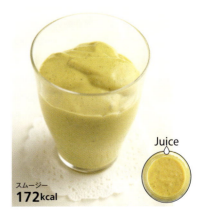

スムージー
172kcal

Juice

ほてり・のぼせ

更年期障害の症状のひとつ
ほてりやのぼせは自律神経を整えて

| ビタミンB群・E | カルシウム | マグネシウム |

おすすめの緑の野菜、小松菜をたっぷり使い
体の中からクールダウンさせて

小松菜 + ラズベリー + キウイフルーツ + はちみつ

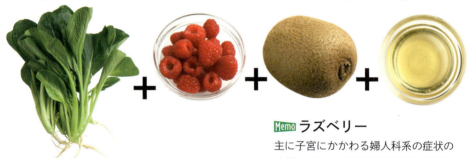

Memo ラズベリー
主に子宮にかかわる婦人科系の症状の改善、PMS（月経前症候群）や月経周期の乱れの改善に効果があります。

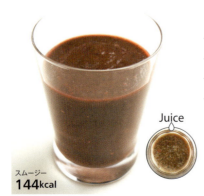

Juice

スムージー
144kcal

【材料】でき上がり 200〜300mℓ

	ミキサー	ジューサー
小松菜	1/3束（60g）	1/2束（90g）
ラズベリー	50g	70g
キウイフルーツ	1個（100g）	1 1/2個（150g）
はちみつ	大さじ1	大さじ1
水	15mℓ	

【作り方】
小松菜は根元を切り落とし、ざく切りにする。キウイは皮をむき、ひと口大に切る。ミキサーにすべての材料を入れ、なめらかになるまで撹拌する。

体と心に効く 症状別 スムージー＆ジュース｜ほてり・のぼせ

女性ホルモンの働きを高めるのがカギ

ほてりやのぼせは、更年期障害による女性ホルモンのバランスが崩れたり、精神的ストレス、緊張などによる自律神経の乱れが主な原因と考えられます。放置しておくと他の疾患につながることも。更年期の症状に総じて有効なビタミンB群、自律神経を整えるビタミンE、イライラを解消するカルシウムやマグネシウムで不快な症状をやわらげましょう。

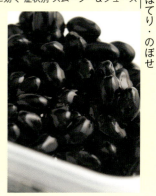

春菊の独特の香りは自律神経を刺激。
エストロゲンを活発にする黒豆をプラスして

春菊 + キウイフルーツ + 黒豆

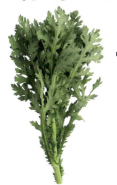 + +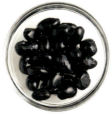

F 黒豆のイソフラボン
女性ホルモンのエストロゲンの代替になり、ほてりやのぼせを改善・予防します。

【材料】でき上がり 200～300㎖

	ミキサー
春菊	¼束（40g）
キウイフルーツ	1個（100g）
黒豆（市販品）	50g
水	50㎖

【作り方】
春菊はざく切りにする。キウイは皮をむき、ひと口大に切る。ミキサーにすべての材料を入れ、なめらかになるまで撹拌する。

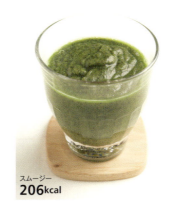

スムージー
206kcal

95

むくみ

カリウムの多い野菜と果物で
体内の塩分と水分バランスを整えて

| カリウム | ビタミンE | クエン酸 |

利尿作用のあるすいかで水分を出して
血行をよくするセロリをしっかり摂取

セロリ + 赤パプリカ + すいか

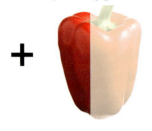

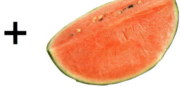

Memo すいか
90％以上が水分ですが、カリウムが多く、体内の余計な塩分を排出し、むくみを改善します。

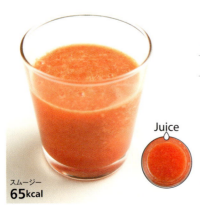

スムージー
65kcal

Juice

【材料】でき上がり200〜300㎖

	ミキサー	ジューサー
セロリ	1/4本（40g）	2/5本（60g）
赤パプリカ	2/5個（50g）	3/5個（70g）
すいか	120g	180g

【作り方】
セロリはひと口大に切る。パプリカはヘタと種を取ってひと口大に切る。すいかは種を取って果肉のみをひと口大に切る。ミキサーにすべての材料を入れ、なめらかになるまで攪拌する。

体内の余計な水分排出がむくみを解消

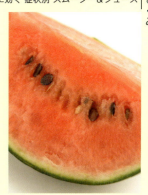

「なんだか顔が腫れぼったい」、「足がむくんでパンパン」など、むくみは体内に水分がたまることで引き起こります。解消するには体内の余計な水分を排出するカリウムを多く含み、利尿作用のあるすいかやセロリなどの摂取が効果的。ほかにも血行を促進するビタミンEや代謝をアップするクエン酸などがおすすめです。むくみを取ってすっきりを目指しましょう。

代謝を上げ、水分を排出しやすくする食材とクエン酸たっぷりのオレンジを

さつまいも + オレンジ + アーモンド

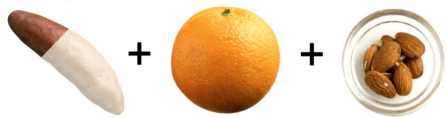

Memo アーモンド
ビタミンEが多く含まれ、血流をよくし、むくみの改善につながります。

【材料】でき上がり 200〜300ml

	ミキサー
さつまいも（ゆでたもの）	2/5本（70g）
オレンジ	1個（100g）
アーモンド	30g
水	30ml

【作り方】

オレンジは皮をむき、適当な大きさに切る。ミキサーにすべての材料を入れ、なめらかになるまで撹拌する。

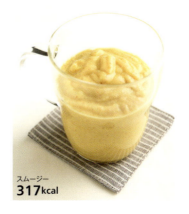

スムージー
317kcal

免疫力アップ

抗酸化作用の強い野菜や果物に
ビタミンをバランスよく取り入れて

| ビタミンA・C・E | ポリフェノール | 食物繊維 |

元気な体を作る栄養がたっぷりつまった
健康的な1杯で病気を寄せつけない

ブロッコリー + りんご + ぶどう

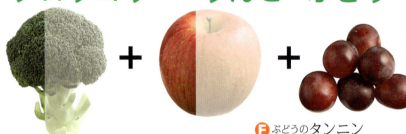

F ぶどうのタンニン
ポリフェノールの一種。抗酸化作用があり、免疫力を向上。ひいてはがんや生活習慣病の予防につながります。

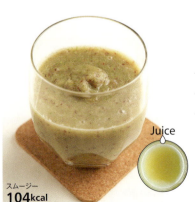

スムージー
104kcal

【材料】でき上がり 200～300㎖

	ミキサー	ジューサー
ブロッコリー（ゆでたもの）	1/3株(70g)	1/2株(110g)
りんご	1/3個(70g)	2/5個(100g)
ぶどう(種なし)	6～7粒(80g)	10粒(120g)
水	15㎖	

【作り方】
りんごは芯を取り除き、ひと口大に切る。ミキサーにすべての材料を入れ、なめらかになるまで攪拌する。
※りんご、ぶどうともに皮ごと使う。

活性酸素を除去し、抗酸化力のあるものを

ウイルスや細菌に負けない元気な体を作るには、免疫力を上げることが大切です。抗酸化作用の強い食材と、粘膜などを保護するビタミンA、抗ストレス作用があるビタミンC、細胞の老化を防ぐビタミンE、活性酸素を除去するポリフェノール、腸内の悪玉菌を減らす食物繊維などを含む食材をバランスよく摂取するようにしましょう。

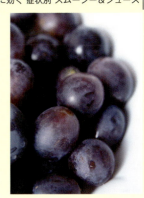

免疫力を高めるビタミンA・Cをメインにストレスに負けない体力作りを

水菜 + にんじん + マンゴー

F にんじんのβ-カロテン
強力な抗酸化作用をもち、免疫力をアップさせ、がんや動脈硬化の予防、肌荒れなどを改善します。

【材料】でき上がり 200〜300ml

	ミキサー	ジューサー
水菜	1/5束(40g)	1/3束(60g)
にんじん	1/5本(40g)	2/5本(70g)
マンゴー	3/5個(120g)	1個(180g)
レモン汁	小さじ2	小さじ2
水	20ml	

【作り方】
水菜は根元を切り落とし、ざく切りにする。にんじんはひと口大に切る。マンゴーは種に沿って縦に切り、皮をむき、ひと口大に切る。ミキサーににんじんとレモン汁を入れ、攪拌する。水菜とマンゴー、水を加え、なめらかになるまで攪拌する。

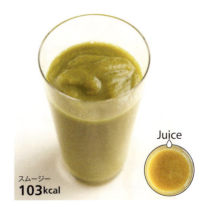

スムージー 103kcal / Juice

Smoothie Column ❷

体が喜ぶスーパーフード キヌア&チアシード

キヌアは米などに比べてたんぱく質が豊富で体内では作れない必須アミノ酸も含まれています。
チアシードは「チア」という植物の種。食物繊維をはじめ、
認知症の予防にもいいといわれているオメガ3・6の油が豊富です。
また、キヌア同様、必須アミノ酸も含まれています。

キアヌの苦みがアボカドと オレンジでまろやかに
キヌア | 192kcal

【材料】スムージー | でき上がり 200〜300㎖
キヌア…8g
キャベツ…50g
アボカド…½個（70g）
レモン汁…小さじ2
オレンジ…1個（80g）
水…30㎖

【作り方】
1　キヌアは沸騰した湯で10分ほどゆで水気をきる。キャベツはひと口大に切る。アボカドはひと口大に切り、皮をむく。オレンジは皮をむき、適当な大きさに切る。
2　ミキサーにすべての材料を入れ、なめらかになるまで攪拌する。

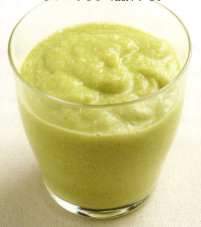

チアシードのプチプチ感と マンゴーの甘味が印象的
チアシード | 159kcal

【材料】スムージー | でき上がり 200〜300㎖
チアシード…大さじ1
小松菜…¼束（50g）
マンゴー…½個（100g）
牛乳…80㎖

【作り方】
1　小松菜は根元を切り落とし、ざく切りにする。マンゴーは種に沿って縦に切り、皮をむき、ひと口大に切る。
2　ミキサーにすべての材料を入れ、なめらかになるまで攪拌する。

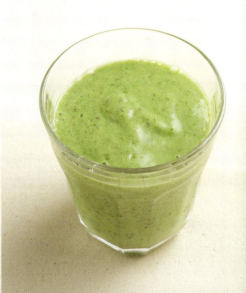

季節の症状別
スムージー＆ジュース

花粉症や夏バテ、風邪など、季節によって
流行する病気や、症状が重くなるものがあります。
そんなときに役立つ、極めつけの1杯を紹介。
野菜や果物などの力を借りて、
気になる不快な症状を撃退し、すっきり過ごしましょう。

春 花粉症

アレルギーのもとに作用する
ポリフェノールで目や鼻のかゆみを緩和

| ビタミンB_6 | 乳酸菌 | αリノレン酸 | ポリフェノール |

ヨーグルトの乳酸菌、えごま油に含まれるαリノレン酸が不快なアレルギー症状を軽減

キウイフルーツ + いちご + ヨーグルト + えごま油

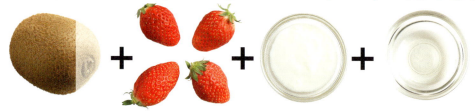

F いちごのアントシアニン
ポリフェノールの一種。抗菌作用や抗ウイルス作用があるといわれ、花粉症がやわらぎます。

Memo えごま油
αリノレン酸が含まれていて、抗アレルギー効果があります。

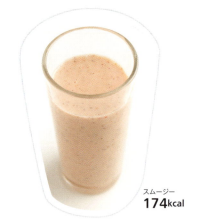

スムージー
174kcal

【材料】でき上がり 200〜300㎖

	ミキサー	ジューサー
キウイフルーツ	4/5個（80g）	1 1/5個（120g）
いちご	4粒（80g）	6粒（120g）
プレーンヨーグルト	50g	80g
えごま油	小さじ2	小さじ2

【作り方】
キウイは皮をむき、ひと口大に切る。いちごはヘタを取る。ミキサーにすべての材料を入れ、なめらかになるまで攪拌する。

季節の症状別 スムージー&ジュース｜花粉症

免疫システムを保つビタミンB₆を摂取

今や国民病のひとつといってもいい花粉症。目のかゆみや鼻づまりなどつらい症状に打ち勝つには、免疫システムを正常に保つことです。ビタミンB₆や乳酸菌を含む食材、アレルギー症状を緩和するαリノレン酸やポリフェノールを摂取しましょう。スギやヒノキの花粉が飛散する春先はもちろん、年間を通して免疫システムを正常にすることが大切です。

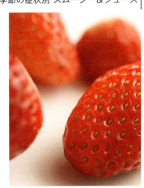

バナナに含まれるビタミンB₆が
免疫機能を正常に維持し、緑茶のカテキン効果も

黄パプリカ + バナナ + ぶどう + 緑茶

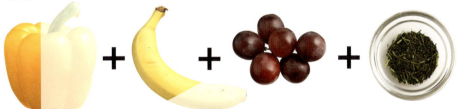

F ぶどうのポリフェノール
活性酸素を除去する働きがあり、花粉症などアレルギー症状の緩和が期待できます。

F 緑茶のカテキン
抗アレルギー作用や抗菌作用、抗ウイルス作用があり、花粉症の改善につながります。

【材料】でき上がり 200〜300㎖

	ミキサー	ジューサー
黄パプリカ	2/5個（50g）	2/3個（80g）
バナナ	3/5本（60g）	1本（90g）
ぶどう(種なし)	6〜7粒（80g）	10粒（120g）
緑茶	小さじ1/2	小さじ1/2

【作り方】
パプリカはワタと種を取り、ひと口大に切る。バナナは皮をむき、ひと口大に切る。緑茶は50㎖の水（分量外）に約5分浸す。ミキサーにすべての材料を入れ、なめらかになるまで攪拌する。
※ぶどうは皮ごと使う。

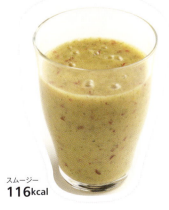

スムージー
116kcal

春

五月病

ビタミンB群が多く含まれる食材で
憂うつな気分を吹き飛ばして

| ビタミンB群・C | カルシウム |

ビタミンCが豊富な野菜と果物を使って
沈みがちな気分をリフレッシュ

黄パプリカ ＋ かぶ ＋ キウイフルーツ

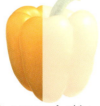

F パプリカのルチン
黄色のパプリカにはルチンが多く、ルチンはビタミンCの吸収を促進する働きがあります。

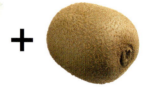

Memo キウイフルーツ
ビタミンCが多く、抗ストレスビタミンともいわれ、不足するとストレスが過剰に蓄積することも。

【材料】でき上がり 200〜300㎖

	ミキサー	ジューサー
黄パプリカ	2/5個 (50g)	2/3個 (80g)
かぶ（実のみ）	3/4個 (50g)	1個 (80g)
キウイフルーツ	1個 (100g)	1 1/2個 (150g)
水	30㎖	

【作り方】
パプリカはワタと種を取ってひと口大に切る。かぶはひと口大に切る。キウイは皮をむき、ひと口大に切る。ミキサーにすべての材料を入れ、なめらかになるまで撹拌する。

スムージー
77kcal

ビタミンB群・Cで免疫機能を整える

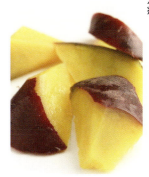

五月病という病名はありませんが、一般的には入学や入社の時期に新しい環境にうまく適応することができず、ストレスや焦りを感じて精神的に落ち込むことを指します。免疫機能を整えるビタミンCが豊富な食材や、疲労回復に欠かせないビタミンB群を含むものを取り入れましょう。また、精神を落ち着かせるカルシウムを摂るのもおすすめです。

さつまいもに含まれるビタミンB群で疲労を回復し、心も体も元気に

さつまいも ＋ みかん ＋ 牛乳

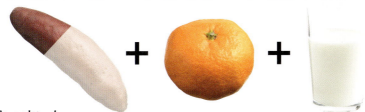

Memo さつまいも
ビタミンB群が疲れを予防。また、ビタミンCも豊富で免疫力アップにも役立ちます。

Memo 牛乳
カルシウムが多く、イライラを解消し、精神を安定させます。

【材料】でき上がり 200～300㎖

	ミキサー	ジューサー
さつまいも（ゆでたもの）	⅓本(60g)	½本(90g)
みかん	1個(100g)	1½個(150g)
牛乳	80㎖	100㎖

【作り方】
みかんは皮をむき、適当な大きさに分ける。ミキサーにすべての材料を入れ、なめらかになるまで攪拌する。

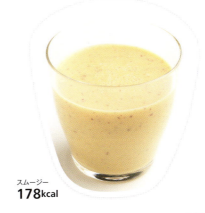

スムージー
178kcal

春 二日酔い

胃腸の調子を整え、頭痛やムカつきを取ってすっきり。翌日のつらさを解消！

| ビタミンC | セサミン |

消化を助ける大根、肝臓にいいといわれるうこんに、パインの酸味でさっぱりと

大根 + パイナップル + うこん

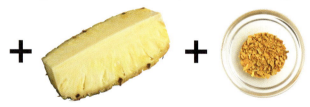

F 大根のイソチオシアネート
辛み成分の一種で強力な抗酸化力があり、消化液の分泌を促進。二日酔いの予防・改善に期待できます。

【材料】でき上がり 200〜300㎖

	ミキサー	ジューサー
大根	60g	90g
パイナップル	100g	150g
うこん	小さじ½	小さじ½
レモン汁	小さじ1	小さじ1

【作り方】
大根はひと口大に切る。パイナップルはひと口大に切り、芯を取り除き皮をむく。うこんは50㎖（ジューサーは70㎖）の水（分量外）に溶かす。ミキサーにすべての材料を入れ、なめらかになるまで撹拌する。

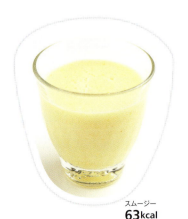

スムージー
63kcal

頭痛や吐き気の原因物質を早めに分解

二日酔いには事前の予防が大切ですが、つい深酒をして翌日、頭痛や吐き気に悩まされたという経験は誰でも一度ぐらいはあるでしょう。二日酔いの解消には、その原因となっているアセトアルデヒドという有害な物質を分解することが必須。ビタミンCやセサミンなどを多く含むさつまいもやごま、肝臓の働きを助ける大根などを摂りましょう。

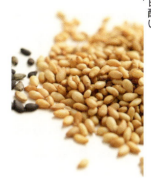

かぼちゃやクコの実が腎臓の働きを補い ごまに含まれるセサミンでアルコールを分解

かぼちゃ ＋ オレンジ ＋ 白ごま ＋ クコの実

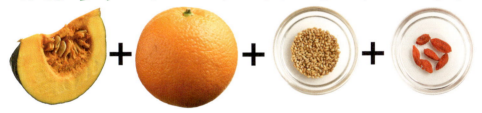

Memo クコの実
クコの実は腎臓によく、肝機能を高めたり、保護する効能も。

【材料】でき上がり 200～300ml

	ミキサー
かぼちゃ	60g
オレンジ	1個（100g）
白ごま	大さじ1
クコの実	大さじ1
水	50ml

【作り方】

かぼちゃはワタと種を取ってひと口大に切り、水大さじ1（分量外）をふり、軽くラップをして電子レンジで2分加熱する。オレンジは皮をむき、適当な大きさに切る。ミキサーにすべての材料を入れ、なめらかになるまで撹拌する。

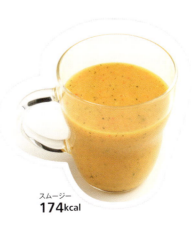

スムージー
174kcal

夏

夏バテ

疲労回復や食欲増進に不可欠な栄養素でダルさを撃退し、活力ある体に

| ビタミンC・B₁ | クエン酸 |

水分の多いすいかやトマトで脱水症状を防ぎ、β-カロテン豊富なマンゴーをプラス

トマト + すいか + マンゴー

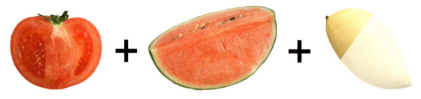

F トマトのリコピン
カロテノイドの一種。強い抗酸化力があり、疲労を軽減します。

Memo マンゴー
マンゴーに含まれる酵素が肉や魚をやわらかくし、消化を助けるので夏バテ予防にも期待がもてます。

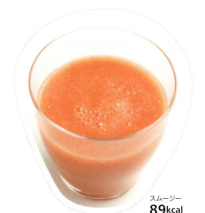

スムージー
89kcal

【材料】でき上がり 200～300mℓ

	ミキサー	ジューサー
トマト	1/2個(70g)	2/3個(100g)
すいか	100g	150g
マンゴー	1/3個(60g)	1/2個(90g)

【作り方】
トマトはヘタを取り、ひと口大に切る。すいかは種を取って、果肉のみひと口大に切る。マンゴーは種に沿って縦に切り、皮をむき、ひと口大に切る。ミキサーにすべての材料を入れ、なめらかになるまで攪拌する。

素早くエネルギーにできる野菜や果物を

夏の暑さに適応しようとしているのに、体の生理機能がうまく調節できず、食欲不振や疲労感など不快な症状が現れる夏バテ。炭水化物をエネルギーに変えるビタミンB_1や、水分の多い野菜と果物、疲労を取り除き、食欲を増進させるトマトやりんごなどに含まれるクエン酸を摂り入れましょう。またビタミンCを消費するので、補給することを忘れずに。

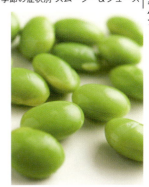

枝豆のビタミンB_1効果、りんごのクエン酸と
疲れた体にいいはちみつでパワーアップ

枝豆 + ゴーヤ + りんご + はちみつ

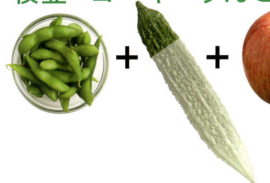

F ゴーヤのモモルデシン
胃腸の粘膜を保護し、胃液の分泌を促進。食欲を増進する働きもあり、夏バテ予防につながります。

【材料】でき上がり 200～300㎖

	ミキサー
枝豆（ゆでてサヤから出したもの）	50g
ゴーヤ	1/5本 (40g)
りんご	2/5個 (100g)
はちみつ	大さじ1
レモン汁	小さじ2
水	30㎖

【作り方】
ゴーヤはワタと種を取り、薄切りにする。りんごは芯を取り除き、ひと口大に切る。ミキサーにすべての材料を入れ、なめらかになるまで攪拌する。
※りんごは皮ごと使う。

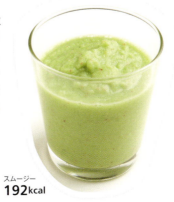

スムージー
192kcal

夏

食欲不振

栄養価が高く、消化のよい食材を使い、
食欲＆体力アップを目指して

| 糖質 | クエン酸 | ビタミンB群・C |

消化がよく、素早くエネルギーに変わる
バナナに、豆乳で栄養価をさらに上げて

バナナ ＋ ラズベリー ＋ 豆乳

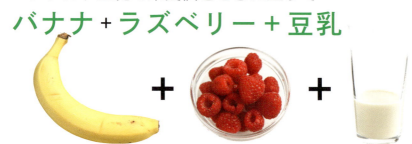

Memo 豆乳
豆乳は良質なたんぱく質と脂質が含まれ、胃腸にやさしく、消化吸収がいいのも特徴です。

【材料】でき上がり 200〜300㎖

	ミキサー	ジューサー
バナナ	1本 (100g)	1½本 (150g)
ラズベリー	50g	70g
豆乳	60㎖	90㎖

【作り方】
バナナは皮をむき、ひと口大に切る。ミキサーにすべての材料を入れ、なめらかになるまで撹拌する。

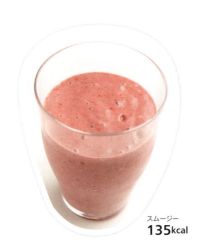

スムージー
135kcal

季節の症状別 スムージー&ジュース　食欲不振

基礎代謝をアップ！ 栄養価の高いものを

暑い夏は一時的に食欲が減退することがあります。夏は汗をかき、基礎代謝がアップしていると思われがちですが、体を温める必要がないため基礎代謝は逆にダウン。するとエネルギーを必要としなくなるので食欲が減退するのです。糖質やビタミンB群・Cを含むものを摂取したり、食欲をアップさせるクエン酸を摂り入れることで食欲不振が改善されます。

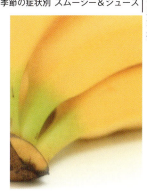

クエン酸たっぷりのパイナップル、りんご酢で
唾液の分泌を促して、かぶの消化酵素で食欲増進

かぶ＋キャベツ＋パイナップル＋りんご酢

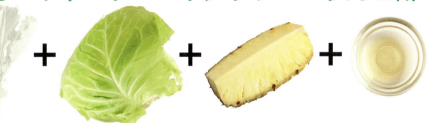

F かぶのイソチオシアネート
抗酸化力が強く、消化液の分泌を促し、胃腸の調子を整えるといわれています。食欲不振の予防にも。

【材料】でき上がり 200〜300㎖

	ミキサー	ジューサー
かぶ（実のみ）	1個（60g）	1⅓個（90g）
キャベツ	60g	90g
パイナップル	90g	130g
りんご酢	小さじ1	小さじ1

【作り方】
かぶはひと口大に切り、キャベツはざく切りにする。パイナップルはひと口大に切り、芯を取り除き皮をむく。ミキサーにすべての材料を入れ、なめらかになるまで攪拌する。

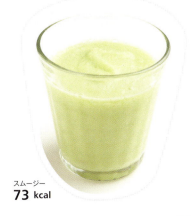

スムージー
73 kcal

夏

冷房病

ビタミン、ミネラルで体の中から
しっかり温めて血液の流れをスムーズに

|ビタミンC・E| |鉄分|

鉄分、ビタミンEが豊富な小松菜、プルーンに
アボカドでコクを出し、体を冷やさないスムージーに

小松菜 + アボカド + プルーン

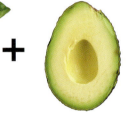

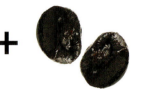

Memo プルーン
カルシウムやカリウム、鉄分が多く
含まれ、体を温める効果があります。

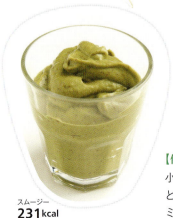

スムージー
231 kcal

【材料】でき上がり 200〜300㎖

	ミキサー	ジューサー
小松菜	1/5束（40g）	1/3束（60g）
アボカド	1/2個（70g）	3/4個（100g）
プルーン	2粒（30g）	3粒（50g）
レモン汁	大さじ1	大さじ1
水	70㎖	90㎖

【作り方】
小松菜は根元を切り落とし、ざく切りにする。アボカドはひ
と口大に切り、皮をむく。プルーンは適当な大きさに切る。
ミキサーにすべての材料を入れ、なめらかになるまで攪拌する。

季節の症状別 スムージー&ジュース | 冷房病

血行を促進し、新陳代謝を上げる

冷え性同様、女性に多い冷房病。長時間クーラーのきいた部屋にいたり、クーラーのきいた室内と室外との出入りが激しかったりすると体温調節をコントロールする自律神経のバランスが乱れます。これが冷房病の主な原因。血行を促進するビタミンEを含む食材や、新陳代謝を上げる鉄分などを摂りましょう。ビタミンCと一緒に摂ることで吸収率もアップ。

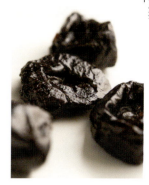

ドライアプリコットに含まれる鉄分は
ラズベリーのビタミンCと一緒に摂ると吸収率がアップ

赤パプリカ + ラズベリー + ドライアプリコット

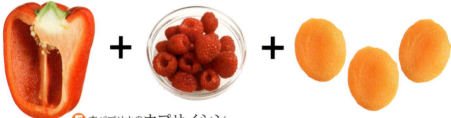

F 赤パプリカのカプサイシン
エネルギーの代謝を活発にし、血行を促進させて冷えなどを予防・改善します。ほかにも肥満を予防します。

【材料】でき上がり 200〜300mℓ

	ミキサー
赤パプリカ	½個（60g）
ラズベリー	60g
ドライアプリコット	3粒（30g）
水	60mℓ

【作り方】
パプリカはワタと種を取ってひと口大に切る。ドライアプリコットは適当な大きさに切る。ミキサーにすべての材料を入れ、なめらかになるまで攪拌する。

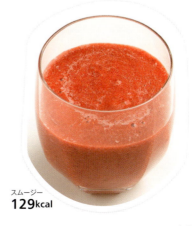

スムージー
129kcal

秋

ぜんそく

食物繊維やビタミンC、豆類などで
免疫力を高め、のどや気道の炎症を鎮めて

| ビタミンA・C・E | αリノレン酸 |

旬の果物のなしを使って、キャベツの青くささは
みかんで消してすんなり飲みやすく

キャベツ ＋ なし ＋ みかん

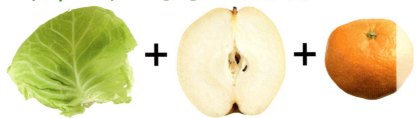

Memo なし
約90％が水分ですが、なしに含まれるソルビトールがせきやたんを鎮める効果があるともいわれています。

Memo みかん
ビタミンCが豊富。ビタミンCは免疫力を高め、風邪などの予防にもつながります。

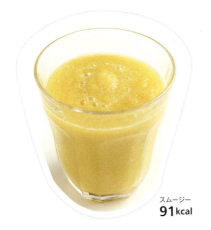

スムージー
91kcal

【材料】でき上がり 200〜300㎖

	ミキサー	ジューサー
キャベツ	60g	90g
なし	½個（100g）	¾個（150g）
みかん	⅘個（80g）	1⅕個（120g）

【作り方】
キャベツはざく切りにする。なしは芯を取って皮をむき、ひと口大に切る。みかんは皮をむき、適当な大きさに分ける。ミキサーにすべての材料を入れ、なめらかになるまで攪拌する。

気道を確保し、免疫を上げる食材を

ぜんそくは一般的に秋に出やすく、炎症によって気管支など空気の通り道が狭くなる病気。子どもの病気と思われがちですが、大人も気をつけたい病気です。放っておくと気道が狭くなったまま戻らなくなることも。ビタミンが豊富な食材の食べ合わせで免疫力をアップ。抗ぜんそく効果があるといわれている亜麻仁油などのαリノレン酸もおすすめです。

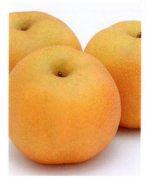

抗ぜんそく効果が期待できる亜麻仁油をプラスして αリノレン酸効果で苦しい呼吸をラクに

れんこん + りんご + 黒豆 + 亜麻仁油

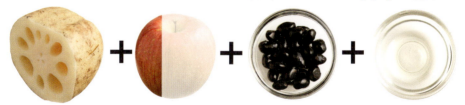

F れんこんのタンニン
ポリフェノールの一種。抗酸化作用があり、炎症を抑制するといわれ、ぜんそくの緩和にも期待がもてます。

F 黒豆のサポニン
たんを抑制する作用があり、ぜんそく やせき、声がれなどを予防します。

【材料】でき上がり 200〜300mℓ

	ミキサー
れんこん（ゆでたもの）	1/3節（60g）
りんご	1/3個（80g）
黒豆（煮豆・市販品）	50g
亜麻仁油	小さじ2
水	30mℓ

【作り方】
りんごは芯を取り除き、ひと口大に切る。ミキサーにすべての材料を入れ、なめらかになるまで撹拌する。
※りんごは皮ごと使う。

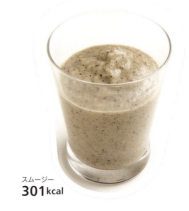

スムージー
301 kcal

自律神経を整える

季節の変わり目に気をつけて。
野菜や果物を摂って、規則正しい生活を

| ビタミンA・B$_1$ | カルシウム | マグネシウム | 亜鉛 |

ビタミンが豊富に含まれたコンビに
旬の柿を加え、リラックス効果を引き出して

にんじん + ほうれん草 + 柿

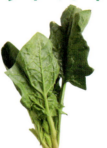

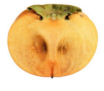

F にんじんのβ-カロテン
免疫力のアップやストレス軽減
などさまざまな効果があります。

Memo 柿
ビタミンA・Cが含まれているので、免疫力や抵抗力が高まります。のどの粘膜強化にも。

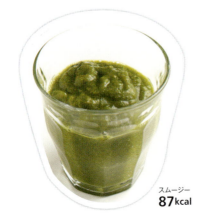

スムージー
87kcal

【材料】でき上がり 200〜300㎖

	ミキサー	ジューサー
にんじん	¼本(50g)	⅖本(80g)
ほうれん草	⅕束(40g)	⅓束(70g)
柿	½個(100g)	⅘個(150g)
水	40㎖	

【作り方】
にんじんはひと口大に切る。ほうれん草はざく切りにする。柿は皮をむいてヘタと種を取り、ひと口大に切る。ミキサーにすべての材料を入れ、なめらかになるまで攪拌する。

季節の症状別 スムージー&ジュース

自律神経を整える

交感神経、副交感神経のバランスをとって

心臓の動き、体温調節など自分の意志では動かすことができないのが自律神経です。このバランスが崩れるとさまざまな不調が現れます。気温差の激しい季節の変わり目は特に自律神経が乱れがちに。自律神経を整えるには、ビタミンA・B_1、カルシウムやマグネシウムがいいとされています。また、亜鉛が不足すると精神が不安定になるので要注意です。

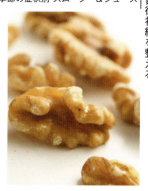

さわやかな香りのグレープフルーツに
マグネシウム、亜鉛が豊富なくるみをプラス

水菜 + ミニトマト + グレープフルーツ + くるみ

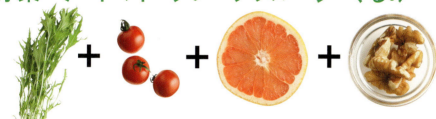

Memo くるみ
ナッツ類の中でも抗酸化力がもっとも高いといわれ、高血圧や動脈硬化などの生活習慣病を予防します。

【材料】でき上がり 200〜300㎖

	ミキサー
水菜	1/5束 (40g)
ミニトマト	3個 (40g)
グレープフルーツ（ピンク）	1/2個 (120g)
くるみ	30g

【作り方】
水菜は根元を切り落とし、ざく切りにする。ミニトマトはヘタを取り、半分に切る。グレープフルーツは皮をむき、適当な大きさに切る。ミキサーにすべての材料を入れ、なめらかになるまで攪拌する。

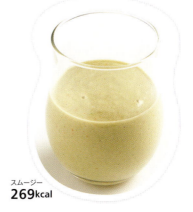

スムージー
269kcal

秋

紫外線で弱った肌に

秋は夏の強い紫外線で肌が疲れ気味。
ビタミンA・Eで脱活性酸素！

| ビタミンA・C・E・B₂ | ポリフェノール |

紫外線によって増えた活性酸素を
ビタミン類が豊富な野菜、果物で撃退！

ブロッコリー ＋ クレソン ＋ 柿

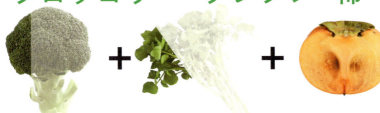

F ブロッコリーのイソチオシアネート
強い抗酸化作用があり、活性酸素を抑えて肌の調子を整えます。紫外線から肌を守る効果も期待できます。

F 柿のタンニン
ポリフェノールの一種。生活習慣病の予防や改善、肌の引き締めや美白効果があります。

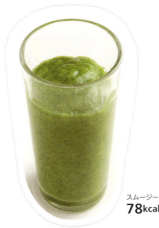

スムージー
78kcal

【材料】でき上がり 200〜300㎖

	ミキサー	ジューサー
ブロッコリー（ゆでたもの）	¼株（60g）	⅖株（90g）
クレソン	¼束（10g）	⅖束（15g）
柿	½個（100g）	⅘個（150g）
水	50㎖	50㎖

【作り方】
クレソンは根元を切り落として、ざく切りにする。柿は皮をむいてヘタと種を取り、ひと口大に切る。ミキサーにすべての材料を入れ、なめらかになるまで攪拌する。

季節の症状別 スムージー&ジュース | 紫外線で弱った肌に

体の中から紫外線をシャットアウト

シミやそばかすの原因になる女性の大敵、紫外線。日焼け止めを塗るなど外側からの対策だけでなく、体の中から予防することも大切です。紫外線によって発生する活性酸素を除去するビタミンEやポリフェノール、活性酸素を抑制するビタミンA、コラーゲンを生成し、皮膚にハリを与えるビタミンC、肌の新陳代謝を助けるビタミンB_2を摂りましょう。

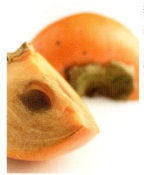

ビタミンCをしっかり摂取して
肌に潤いを与えるコラーゲンの生成を活発に

キャベツ + オレンジ + キウイフルーツ

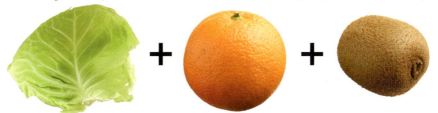

F キウイフルーツの**ポリフェノール**
抗酸化作用があり、紫外線などによる活性酸素を抑制し、肌の老化を防ぎます。また、シワやたるみの予防にも。

【材料】でき上がり 200～300㎖

	ミキサー	ジューサー
キャベツ	60g	90g
オレンジ	1個(80g)	1 1/3個(120g)
キウイフルーツ	1個(100g)	1 1/2個(150g)

【作り方】
キャベツはざく切りにする。オレンジは皮をむき、適当な大きさに切る。キウイは皮をむき、ひと口大に切る。ミキサーにすべての材料を入れ、なめらかになるまで撹拌する。

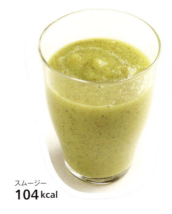

スムージー
104 kcal

冬

風邪

ウイルスの侵入を防ぐビタミンCや
粘膜を保護するビタミンAで風邪に負けない

ビタミンA・C

抗酸化作用のある食材で抵抗力をつけ
睡眠もしっかり取って

長ねぎ + かぶ + みかん

F 長ねぎのアリシン
イオウ化合物の一種。強力な抗酸化作用があり、風邪や気管支炎の原因になる菌を退治します。

F みかんのヘスペリジン
ポリフェノールの一種。みかんの白い筋に含まれていて、健康維持の栄養として知られています。

【材料】でき上がり 200〜300㎖

	ミキサー	ジューサー
長ねぎ	2/5本（40g）	3/5本（60g）
かぶ（実のみ）	1個（70g）	1 2/5個（100g）
みかん	1 1/5個（120g）	1 4/5個（180g）

【作り方】
長ねぎは斜め切りにし、耐熱皿に入れ、ラップをして電子レンジで約2分加熱する。かぶはひと口大に切る。みかんは皮をむき、適当な大きさに分ける。ミキサーにすべての材料を入れ、なめらかになるまで攪拌する。

スムージー
77kcal

季節の症状別 スムージー＆ジュース｜風邪

抵抗力をつけ、ウイルスの侵入を防御

のどの痛みや鼻水、頭痛など風邪の症状はさまざま。「風邪は万病の元」、早めに治すことが大切です。抵抗力をつけ、ウイルスや細菌の侵入を防ぐビタミンC、粘膜を保護するビタミンAをたっぷり摂りましょう。殺菌効果のある長ねぎ、体を温めるしょうがなども一緒に摂るのがおすすめ。さらには消化のいいもの、エネルギー補給も忘れずにしましょう。

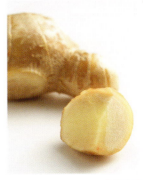

南国フルーツのパワーをもらい
しょうがをプラスして体の中から温めて

小松菜＋しょうが＋パッションフルーツ＋はちみつ

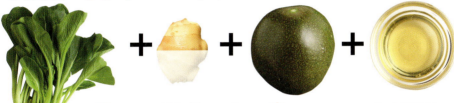

F しょうがのジンゲロール
生のしょうがに含まれ、せきを鎮めたり、体を温めたりと風邪の予防に効果があります。

F パッションフルーツのβ-カロテン
体内でビタミンAに変化し、免疫力を上げ、ウイルスなどの侵入を防ぎ、風邪などを予防します。

【材料】でき上がり 200〜300mℓ

	ミキサー
小松菜	1/3束（60g）
しょうが	1/2かけ（8g）
パッションフルーツ	1個（50g）
はちみつ	大さじ1
水	80mℓ

【作り方】
小松菜は根元を切り落とし、ざく切りにする。しょうがは薄切りにする。パッションフルーツは半分に切って、中の種を取り出す（種を使う）。ミキサーにすべての材料を入れ、なめらかになるまで攪拌する。
※しょうがは皮ごと使う。

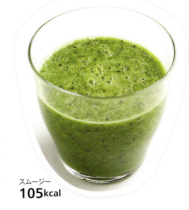

スムージー
105kcal

冬 乾燥肌

皮膚の粘膜を守るビタミンAや
細胞の老化を防ぐビタミンEで潤いを

ビタミンA・B₂・B₆・C・E

ビタミン類が不足すると肌の潤いがなくなるので
ビタミン豊富な食材を組み合わせて

ほうれん草 + キウイフルーツ + いちご

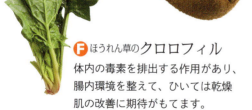

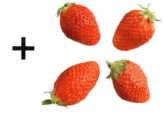

F ほうれん草の**クロロフィル**
体内の毒素を排出する作用があり、腸内環境を整えて、ひいては乾燥肌の改善に期待がもてます。

F いちごの**アントシアニン**
美肌作りに欠かせないコラーゲンの生成を促進する作用があり、肌の乾燥予防にも。

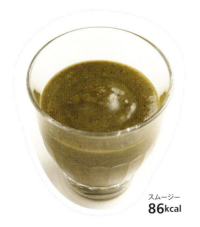

スムージー
86kcal

【材料】でき上がり 200〜300㎖

	ミキサー	ジューサー
ほうれん草	⅙束(30g)	¼束(50g)
キウイフルーツ	1個(100g)	1½個(150g)
いちご	4粒(80g)	6粒(120g)

【作り方】
ほうれん草はざく切りにする。キウイは皮をむき、ひと口大に切る。いちごはヘタを取る。ミキサーにすべての材料を入れ、なめらかになるまで攪拌する。

季節の症状別 スムージー&ジュース　乾燥肌

赤ちゃんのような肌を目指して！

潤いやハリのあるスベスベ、ツヤツヤの肌は女性の理想ですが、冬の肌はとかく乾燥しがちです。ビタミン類が不足すると肌の潤いがなくなるので、ビタミン豊富な食材を摂るようにしましょう。特に抗酸化作用のあるビタミンEは、ビタミンCと一緒に摂取することでさらに効果がアップし、肌の乾燥を予防します。

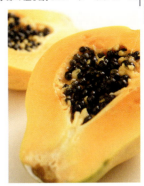

アーモンドや綿実油に含まれるビタミンEはビタミンCと摂ることで肌の乾燥防止に

にんじん + パパイア + アーモンド + 綿実油

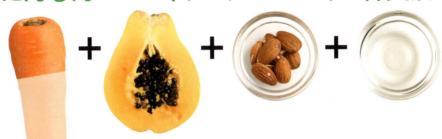

Memo パパイア
β-カロテンやビタミンC、マグネシウムなどが多く含まれ、糖尿病、高血圧なども予防します。

【材料】でき上がり 200〜300mℓ

	ミキサー
にんじん	1/3本 (60g)
パパイア	1/2個 (90g)
アーモンド	20g
綿実油	小さじ2
レモン汁	小さじ2
水	40mℓ

【作り方】
にんじんはひと口大に切る。パパイアは種を取り除いて皮をむき、ひと口大に切る。ミキサーににんじんとレモン汁を入れ、攪拌する。パパイアとアーモンド、綿実油を加え、なめらかになるまで攪拌する。

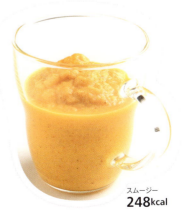

スムージー
248kcal

123

冬

頻尿・利尿

頻尿は血行をよくして、体を温めて。
カリウム豊富な食材で利尿促進

| ビタミンE | カリウム | マグネシウム |

かぼちゃなどに含まれるビタミンEで
血行をよくし、頻尿を予防・改善

かぼちゃ + トマト + オレンジ

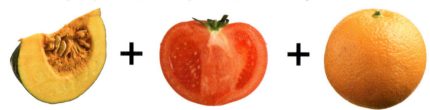

Memo オレンジ
カリウムの含有量は突出していませんが、体内のナトリウムを排出します。

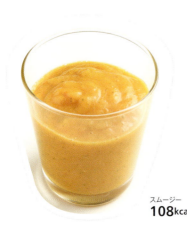

スムージー
108kcal

【材料】でき上がり 200〜300mℓ

	ミキサー	ジューサー
かぼちゃ	60g	90g
トマト	½個 (80g)	⅘個 (120g)
オレンジ	1個 (80g)	1⅗個 (140g)

【作り方】
かぼちゃはワタと種を取ってひと口大に切り、水大さじ1（分量外）をふり、軽くラップをして電子レンジで2分加熱する。オレンジは皮をむき、適当な大きさに切る。ミキサーにすべての材料を入れ、なめらかになるまで撹拌する。

季節の症状別 スムージー&ジュース | 頻尿・利尿

夜中に何度も起きるつらさを解消

加齢とともに頻尿になることが多いですが、原因はさまざまで病気によることも考えられます。就寝中に2回以上トイレに起きると頻尿の可能性が高いかもしれません。血行をよくするビタミンEを摂り、トイレに行く回数を減らしましょう。一方、尿の出をよくするカリウム、マグネシウムを含む食材を摂ることで利尿効果を助け、むくみや高血圧を改善します。

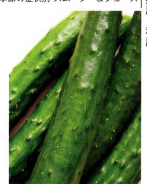

カリウムを多く含むきゅうりとメロンで
利尿を促して、むくみも解消！

きゅうり + トマト + メロン

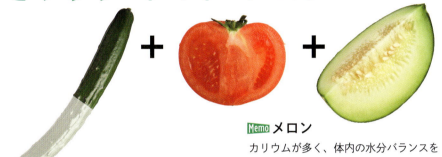

Memo メロン
カリウムが多く、体内の水分バランスを調整するといわれ、利尿作用やむくみの改善に効果的です。

【材料】でき上がり200〜300ml

	ミキサー	ジューサー
きゅうり	½本(50g)	⅔本(70g)
トマト	½個(80g)	⅘個(120g)
メロン	100g	150g

【作り方】
きゅうりはひと口大に切る。トマトはヘタを取り、ひと口大に切る。メロンはワタと種を取って皮をむき、ひと口大に切る。ミキサーにすべての材料を入れ、なめらかになるまで撹拌する。

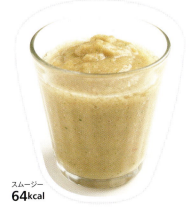

スムージー
64kcal

素材別索引

野菜

青じそ … 56
かぶ … 35、45、104、111、120
かぼちゃ … 31、55、80、82、93、107、124
カリフラワー … 41、57
キャベツ … 35、52、100、111、114、119
きゅうり … 41、47、61、71、125
クレソン … 118
ごぼう … 70、78
小松菜 … 33、67、76、79、94、100、112、121
ゴーヤ … 109
さつまいも … 91、97、105
春菊 … 47、95
しょうが … 35、59、121
ズッキーニ … 45
セロリ … 29、73、81、96
大根（大根の葉）… 53、55、106
玉ねぎ … 82
チンゲン菜 … 41、43、85
トマト … 29、51、58、108、124、125
長いも … 87
長ねぎ … 120
菜の花 … 72
にんじん … 39、77、83、84、99、116、123
白菜 … 59
パセリ … 39、48、71、89
パプリカ（赤・黄）… 37、48、65、70、77、86、96、103、104、113
ブロッコリー … 37、50、53、98、118
ほうれん草 … 31、64、75、88、116、122
水菜 … 74、99、117
三つ葉 … 60
ミニトマト … 43、62、65、117
芽キャベツ … 47
モロヘイヤ … 58、66、68
レタス … 63、92
れんこん … 115

豆類・豆製品・種実類

枝豆 … 69、109
グリーンピース … 54
きな粉 … 60
黒豆 … 95、115
豆乳 … 50、63、67、69、83、87、93、110
アーモンド … 55、83、91、97、123
くるみ … 117

果物

アボカド … 33、45、51、52、56、64、79、83、85、100、112
いちご … 33、39、45、48、53、62、64、73、89、102、122
いよかん … 31
オレンジ … 47、57、58、76、88、97、100、107、119、124
柿 … 82、88、116、118
キウイフルーツ … 45、51、69、89、94、95、102、104、119、122
グレープフルーツ（ホワイト・ピンク）… 29、61、63、72、86、117

ザクロ ……………………………… 66	
すいか …………………… 29、96、108	
なし ……………………………… 114	
夏みかん ………………………… 65	
パイナップル ……… 35、52、79、106、111	
パッションフルーツ ……………… 121	
バナナ ……… 43、48、65、74、84、87、90、93、103、110	
パパイア ………………………… 123	
ぶどう（種なし）…… 35、39、54、98、103	
ブルーベリー ……………… 47、76、81	
マンゴー …………… 39、99、100、108	
みかん ……… 37、54、87、105、114、120	
メロン ……………… 33、37、61、125	
ゆず ………………………… 72、91	
ラズベリー …… 31、48、85、94、110、113	
りんご ……… 41、60、62、70、71、78、90、92、98、109、115	

ドライフルーツ

- 甘栗 ……………………………… 92
- クコの実 ………………………… 107
- ドライアプリコット ……………… 50、113
- ドライいちじく …………………… 74
- プルーン ………………………… 112
- 干し柿 …………………………… 68
- レーズン ………………………… 91

乳製品

- 牛乳 …… 43、68、73、81、84、90、100、105
- コンデンスミルク ………………… 80
- プルーンヨーグルト …… 48、57、66、75、78、92、102

油

- 亜麻仁油 ………………………… 115
- えごま油 ………………………… 102
- オリーブ油 ……………… 39、70、78
- ココナッツオイル ……………… 50、56、80
- 綿実油 …………………………… 123

調味料

- 塩 ………………………………… 29
- うこん …………………………… 106
- 黒酢 ……………………………… 82
- ココア …………………………… 67
- コーヒー ………………………… 80
- ごま（白・黒）……………… 67、80、107
- はちみつ ……… 41、48、59、71、77、85、86、94、109、121
- ピーナッツバター ………………… 75
- メープルシロップ ………………… 56
- 緑茶 ………………………… 56、59、103
- りんご酢 …………………… 41、86、111

スーパーフード

- アサイー ………………………… 48
- キヌア …………………………… 100
- チアシード ……………………… 100
- ピタヤ …………………………… 48

監修／白鳥早奈英
Sanae Shiratori

栄養学博士、管理栄養士。1982年、日本で初めて栄養学的な面から「食べ合わせ」を提唱。『寿命を延ばす食べ合わせ、縮める食べ合わせ』（祥伝社）、『もっとからだにおいしい野菜の便利帳』（高橋書店）など80余冊あり、中でも食べ合わせのテーマは16冊を数える。他に日本代替医療協会認定心療カウンセラー、厚生労働省認定 健康運動指導士、アメリカ栄養士会会員、日本肥満学会会員、日本ビタミン学会会員。

レシピ・料理制作／大越郷子
Satoko Ohkoshi

管理栄養士。1991年、服部栄養専門学校卒業。現在、主に食と栄養に関する料理本や女性誌などの料理撮影、栄養価計算、栄養セミナーに携わる。2005年より国際フード製菓専門学校非常勤講師。著書に『お悩み別 健康スムージー』（新星出版社）、『免疫力アップジュース』（西東社）、『健康ココナッツオイル 使い方＆レシピ84』（池田書店）など多数。

Staff

監修／白鳥早奈英

料理製作・栄養、カロリー計算／大越郷子
　　　　　料理アシスタント／朴沢広子

カバー・本文デザイン／Still
撮影／瀧澤晃一
取材・文／須藤桃子
校正／木串かつこ
編集協力／時政美由紀（マッチボックス）
企画・編集／端香里
　　　　　　（朝日新聞出版 生活・文化編集部）

参考文献
『浜内式8強野菜ダイエットプラス』
（浜内千波　扶桑社）
『浜内式8強果物レシピ』（浜内千波　扶桑社）
『からだにおいしい野菜の便利帳』
（板木利隆監修　高橋書店）
『からだにおいしいフルーツの便利帳』
（三輪正幸監修　高橋書店）
『新しい栄養学と食のきほん事典』
（井上正子監修　西東社）
『病気にならない魔法の7色野菜』
（中村丁次監修　法研）
『ドクター高橋の「ファイトケミカル」
病気を治すいのちのレシピ』（高橋弘　主婦と生活社）
『長生きしたければファイトケミカルを摂りなさい』
（山崎正利　河出書房新社）
『からだの中から若返るグリーンスムージー健康法』
（仲里園子、山口蝶子 久保明監修　ＰＨＰ研究所）

食べ合わせ
健康スムージー＆ジュース100

監　修　白鳥早奈英
発行者　片桐圭子
発行所　朝日新聞出版
　　　　〒104-8011　東京都中央区築地5-3-2
　　　　（お問い合わせ）infojitsuyo@asahi.com
印刷所　大日本印刷株式会社

©2015 Asahi Shimbun Publications Inc.
Published in Japan by Asahi Shimbun Publications Inc.
ISBN　978-4-02-333036-8

定価はカバーに表示してあります。

落丁・乱丁の場合は弊社業務部（電話 03-5540-7800）へご連絡ください。
送料弊社負担にてお取り替えいたします。
本書および本書の付属物を無断で複写、複製（コピー）、引用することは著作権法上での例外を除き禁じられています。また代行業者等の第三者に依頼してスキャンやデジタル化することは、たとえ個人や家庭内の利用であっても一切認められておりません。